看護管理者が
知っておきたい
理論とワザ **❶**

ナーシングビジネス編集室 編

調整する
対話する・
伝える
思考技術

MC メディカ出版

看護管理者が知っておきたい理論とワザ❶

調整する
対話する・伝える
思考技術

ナーシングビジネス編集室 編

看護管理に
大活躍の
メソッドが
勢揃い

目 次

1章 コンフリクトマネジメント

2章 交渉する

彦田美香子 彦田友治

1章

コンフリクト
マネジメント

1 良好な人間関係を築くための コンフリクトマネジメント

石本田鶴子 いしもとたづこ

株式会社コミュニケーションオフィス taz　代表取締役

日本コミュニケーション能力認定協会本部トレーナー。PHP ビジネスコーチ。大分県立看護科学大学非常勤講師。公益財団法人介護労働安定センターヘルスカウンセラー。大分県自治人材育成センター講師。官公庁、医療・教育機関、企業等向け人材育成研修を提供する。特に国立病院機構勤務の経験を生かし看護師研修を数多く行なう。

コンフリクトの意味は「意見・感情・利害の衝突。論争。対立」です。私たちの身近には大小さまざまなコンフリクトが発生しています。どのようなコンフリクトであってもこれを放置することは組織にとってとても危険です。

コンフリクトにはマイナスのイメージがあるのは否めませんが、これを解決すべく動くことで、安心して働くことができる、かつ強く発展する組織に変えていけることもまた事実です。そのためには要となるコミュニケーションについて深く学び、その観点からのアプローチが絶対的に必要となってきます。

コンフリクトは「観念のメガネ」に起因する

まず、なぜコンフリクトが起こるのかを改めて考えてみましょう。それには、人がそれぞれ掛けている「観念のメガネ」に大きく起因してい

図表1 コンフリクトが生じる原因の一つ「観念のメガネ」

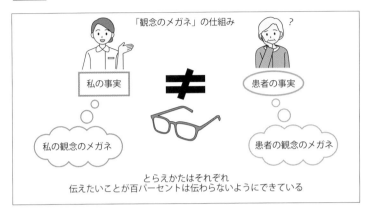

「観念のメガネ」の仕組み

私の事実 ≠ 患者の事実

私の観念のメガネ　　患者の観念のメガネ

とらえかたはそれぞれ
伝えたいことが百パーセントは伝わらないようにできている

ます。「観念のメガネ」とは、人がこれまでの経験や体験を通じて身に付けた、物の見かたや考えかた（思考の枠組み）です。筆者がトレーナーを務める日本コミュニケーション能力認定協会ではこうした見かた・考えかたを「観念のメガネ」と表現しています（**図表1**）。どんなに近い間柄であっても、一人ひとり違うメガネで世の中を見ています。ですから、たとえばコンフリクトの現場に10人いれば、10個の「観念のメガネ」が存在し、10とおりの見かた・とらえかたが発生しています。人間の数だけ事実があるといえるのかもしれません。

　このメガネを作っている代表的なものに、▷価値観 ▷ビリーフ ▷言葉の辞書 —— があります。

　ここでいう価値観の定義は「人が意識的・無意識的に持っているもので、行動や判断基準、動機づけ、やる気などに深く根ざし影響を与えるもの」です。

　ビリーフは、その人の持つ信念や信条のことで、思い込みなども含まれます。たとえば、自分は何をいちばん大事と考え、あるいは優先して仕事をしているか、といったことです。これらを引き出すためのワーク

を、過去に何千人かの看護師を対象に行なってきましたが、千差万別の結果でした。職業は同じ看護師であっても、大切だと考えていることや優先していることは驚くほど違いました。さらに医療職全体へ、あるいは患者へと目を向けると、また異なったさまざまな価値観やビリーフが存在していることが容易に想像できます。

　言葉の辞書とは、同じ一つの言葉でも、その解釈や受ける印象は人それぞれ違いがあるという意味です。それゆえ、ひと言掛けた言葉が思いもよらないとらえかたをされてしまう場合も出てくるのです。

　このように、私たちは常に、自分とは異なるさまざまな「観念のメガネ」を掛けた人たちとかかわりながら仕事をしています。ですから感情の衝突や意見の対立が起こるのは必然です。医療職に起こるコンフリクトには人の命が大きく関与していることもあり、その場合はきわめて重大なコンフリクトになります。多くの医療裁判にかかわってきたある弁護士によると、「初期のコミュニケーションさえしっかりとれていたら裁判に至らなかったのでは？」と感じることがしばしばあるそうです。マネジメントに早急に取りかかり、解決を図っていくことが当事者のみならず組織にとってたいへん重要です。

コンフリクトと「自己重要感」

　では対立を減らしていくために、具体的にどんなコミュニケーションを実践すれば相互理解と信頼に満ちた人間関係を構築していけるのでしょうか。よくいわれているのは「相手を尊重し、共感を示す」ことですが、「観念のメガネ」があるなかでは容易なことではありません。ですから日ごろから周囲と良好な人間関係を育めるような土台を作っておく必要があります。

図表2 **コンフリクトを乗り越える鍵「自己重要感」**

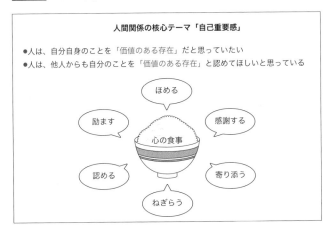

人間関係の核心テーマ「自己重要感」

●人は、自分自身のことを「価値のある存在」だと思っていたい
●人は、他人からも自分のことを「価値のある存在」と認めてほしいと思っている

　このことを考えるときにぜひ知ってもらいたい言葉があります。それは信頼関係構築の核心テーマである自己重要感です（**図表2**）。これを日本コミュニケーション能力認定協会では、「人は自分自身のことを価値のある存在だと思っていたい。また他人からも自分のことを価値のある存在と認めてほしいと思っている」と伝えています。つまり人間は深層心理に自分を認めてもらい、自分の存在価値を常に確かめていたいという強い欲求を生まれながらにして持っている、といえるのです。

　アメリカの哲学者で心理学者のウィリアム・ジェームズは「人間の持つ感情のうちで最も強いものは、他人に認められることを渇望する気持ちである」と述べています。どんな人でも、自分の考えや意見、価値観、言動、思い、あるいは存在そのものを常に認めてもらいたいと思っているのです。少し大げさに聞こえるかもしれませんが、この欲求が満たされなければ人は健やかに生きることが厳しくなるといわれています。そして人はこのことを渇望しつつも、その多くが満たされていない現状があります。過去に多数の看護師に尋ねてみましたが「百パーセント満た

されている」と答えるのは全体の2割以下、50〜100人いても誰も手を上げないこともしばしばあります。皆さんはいかがでしょうか。

良好な人間関係を構築する行動

「自己重要感」を満たす言動・行動をとる

　この、誰もが持っていて、かつ多くの人が満たされていない自己重要感を満たすコミュニケーションを実践していくことが、人間関係を良好にしていくのです。またそれがコンフリクトを生みにくく、マネジメントも行ないやすい環境をつくることにつながっていきます。「この人は、この組織は、自分の存在を認めてくれている。考えや思いを理解しようとしてくれている」と安心や安全を感じることができれば、相手の心もこちらを向いてくれます。反対に自身の「観念のメガネ」でしか相手を見ずにマネジメントしようとすれば、コンフリクトは事実以上に大きくなり、相手の心は閉ざされ、解決は困難を極めるでしょう。

　もちろん多くの人が心掛けている傾聴などのスキルも、自己重要感を満たす大事な役目を持っています。そしてそれと同じくらい重要なのが、日ごろから周囲に対し、どんなささいなことであっても認める・ねぎらう・感謝する・寄り添う・励ます・ほめるなどの言葉掛けをすることなのです。思ったり感じたりしたプラスのことは必ず口に出して相手に素直に伝える、これが相手の自己重要感を大きく満たします。そしてマネジメントを行なう際にも、コンフリクト当事者たちの自己重要感はどうだろうかと察することができれば、掛ける言葉も違ってきてずいぶん流れがスムーズになるでしょう。

　ちなみに「認める」とは「共感」と言い換えることもできます。コミュニケーションの世界でいう「共感」とは、相手の立場に立って、相

手が考え、思い、感じていることをいったん受け止め、理解し、それを口に出すことであり、同感とは異なります。ですから自分と違う考えの人間に対しても「あなたはそう考えているのですね」と共感する（認める）ことができるのです。この一言にはとても大きな意味があります。

「自己重要感」を循環させる

　この自己重要感という人間の根源的欲求を満たすメッセージを、まずは自分から発信していきましょう。たとえば看護師なら、一日勤務するなかで何度も、患者や家族、他職種のスタッフに対して声掛けのチャンスがあります。しかし、実に多くの人が行なっていないのです。研修時にその理由を尋ねると、「忙しくて余裕がない」「わざとらしく思われるのではないか」「恥ずかしい」「言わなくてもわかっているはず」などの答えが返ってきます。これは非常に残念です。相手の自己重要感を満たせば、それは自分に返ってきます。なぜなら、人は自己重要感を満たしてくれる人に信頼を寄せていくからです。

相手に向き合う姿勢を変化させる

　自己重要感は生きていくために欠かせない根源的欲求です。私たちはこれを何とか満たそうとして、しかしほとんどの人が満たされず毎日を過ごしています。このような状態だと人はマイナス思考になりがちで、不平不満も多くなり、イライラしやすく被害者意識を持ちやすくなります。それではより多くのコンフリクトが発生してもおかしくありませんし、また解決にも時間がかかってしまいます。マネジメントを行なうとき、手順や具体的な専門スキルが重要ですが、それと同時に今この時代だからこそ、私たち一人ひとりが相手に向き合う姿勢、つまり心のありかたを見直すことが求められている気がします。

2 看護管理における コンフリクトマネジメント

松浦正子 まつうらまさこ

大阪信愛学院大学看護学部看護管理学　教授

神戸市看護大学大学院博士後期課程修了（看護学博士）。琉球大学医学部附属病院を経て1997年神戸大学医学部附属病院看護師長、2003年副看護部長、2011年副病院長・看護部長。2019年日本赤十字豊田看護大学看護管理学領域教授、2023年4月より現職。

看護現場でのコンフリクトをどうとらえるか

　看護管理者の皆さんは、毎日、大小にかかわらず何らかの交渉を行なっていると思います。たとえばベッドコントロール、シフト調整、物品購入や修理など、取り上げたら切りがありません。これらの交渉は、おそらく自分の思いどおりになるはずはなく、その過程で生じるコンフリクト（対立）にうんざりしている人も多いのではないでしょうか。でも、ちょっと待ってください。コンフリクトは組織にとって厄介な悪者なのでしょうか。答えは「NO！」。コンフリクトを正しく認識し、適切に対処することで組織は発展していくのです。そこで本稿では、石本氏による解説に続き、看護管理におけるコンフリクトマネジメントについて述べていきたいと思います。

看護師長の複雑なコミュニケーション・チャンネル

　自分の目標・価値・利害などが、他の個人や集団のそれらと一致しないと認知することから始まる衝突や対立の状況は、「コンフリクト（conflict）」と呼ばれています。コンフリクトの語源であるラテン語の「conflictus」は、「ぶつかる」を意味しますが、私たちがかかわる看護管理で問題となるのは、個人と個人、あるいは個人と集団のコンフリクトです。その特徴として、人々の間で目標や価値、あるいは利益に不一致や対立があるだけでなく、相互作用があることが挙げられます。

　看護管理者のなかでも、特に看護師長は、コンフリクトに遭遇しやすい状況にあります。なぜなら看護師長のコミュニケーション・チャンネルは、病院組織のなかで他の誰よりも複雑だからです（**図表1**）。

図表1 看護師長のコミュニケーション・チャンネル

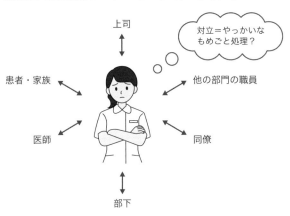

上司

対立＝やっかいな
もめごと処理？

患者・家族

他の部門の職員

医師

同僚

部下

看護師長の仕事の2割はコンフリクトの対処

　筆者は、神戸大学医学部附属病院で新人看護師長をしていたころ、対立に巻き込まれるのがイヤでイヤでたまりませんでした。当時の担当していた病棟が四診療科の混合病棟という複雑な構造だったせいもあるのかもしれませんが、朝出勤して仕事が終わるまでの間、医師をはじめとする他職種との対立はあちこちで発生し、看護師長としてその対処に追われる日々でした。当時はこのような対立を「マネジメントすべき現象」として認識することはなく、コンフリクトは「仕事の意欲を低下させるやっかいなもめごと」として、できれば避けて通りたいものでした[1]。

　そんなときにある文献に出会いました。そこには、「看護管理者は、コンフリクト対処に仕事の20％の時間を費やしている。コンフリクトに効果的に対処することは、看護師長の組織活動における中心的な役割と認識されている」と書かれていました[2, 3]。それまで筆者は、看護師長の仕事はこうあるべきという理想像のようなものを持っており、コンフリクトへの対応は看護師長の役割外と認識していました。ところがこの文献を読んで「なるほど。看護師長の仕事の2割はコンフリクト対処なんだ。どうせ逃げられないのなら、コンフリクトを毛嫌いするのではなく、どうすれば賢く対処できるのかを考えればいい」という認識に変化したのです。

コンフリクトの研究をやってみようと思った理由

　そのような考えで周囲を見渡すと、やっかいなコンフリクトを見事に
マネジメントしている先輩師長が身近にいることに気付きました。当
時、看護師長の更衣室はスタッフナースとは別だったので、勤務が終
わって着替えをしながらいろいろな愚痴を聞いてもらっていました。あ
る日、筆者が「聞いてください。今日、N医師と入院調整のことで意見
が衝突しちゃって。うまく言い返せなくて、相手の思うままになってし
まったんです」と話すと、超ベテランの看護師長が次のように答えまし
た。「松浦さん、まだ若いね。まだまだやわ。あの医師にそんな言いか
たしたら、そりゃうまくいかないわ。あの医師にはそんなふうに攻める
んじゃなく、こう（具体的な方法を示しながら……）攻めるとうまくい
くよ」。筆者は目を白黒させながら「すごい！」と感服したのを覚えて
います。

　そのような経験を積みながら看護師長として5年が過ぎた2003年、
筆者は看護管理をさらに深めるために大学院に進学し、修士論文では
「看護師長のコンフリクトの認知と対処行動の構造」をテーマにしまし
た。前述した先輩看護師長のスキルを含め、看護管理者のコンフリクト
対処の優れた技を世の中に知らしめようと考えたのです[4]。

看護師長のコンフリクトに対する認識

　ここからは、その当時に20名の看護師長にコンフリクト体験を語ってもらい、そこから得られた結果の一部を紹介しながら、看護管理者のコンフリクトマネジメントについて考えてみたいと思います。

看護師長はコンフリクトをどう認識しているか?
- コンフリクトは避けられない
- コンフリクトは繰り返される
- コンフリクトがないと組織は発展しない
- 感情的になるとコンフリクトは解決しない
- コンフリクトは話し合いで解決できる
- 譲れない一線がある
- 医師と看護師は対立しやすい
- 上司には逆らえない

　上記に示すように、看護師長は、コンフリクトへの対処が適切であれば組織は発展するという認識を持っていました。コンフリクトの概念が今ほど普及していなかった当時、看護師長がコンフリクトをどのようにとらえているかは、研究者である筆者の関心事でしたが、看護師長がコンフリクトを肯定的にとらえていることは想定外でした。

　これに関して、ある看護師長は、「今まで二つの部署で衝突などを経験してきた。自分なりに壁にぶつかり、それなりに自分でうまく処理したと思う。とりわけ反省したわけではないが、いろいろな思いのなかで、自然と学習したのではないかと思う」と語ってくれました。この看護師長に限らず、コンフリクトは避けられないものであり、どのように対処するかが重要であるということを、経験的に学習している人は多いので

はないでしょうか。

コンフリクトの原因はさまざま

　筆者の場合もそうですが、対立の渦中にあるときは、「イラっとする」「カチンときた」など、相手への強い感情が先行してしまうことから、相手とどこで相容れないのかを考えるだけの冷静さはないと思います。しかし、コンフリクトマネジメントにおいてはそれが最も重要となります。なぜならここでの判断が対立相手に対する行動の基盤となるからです。

　先述の20名の看護師長からの聞き取りでは、看護師長がさまざまなコンフリクトの原因を認識していることがわかりました。

> **コンフリクトの原因**
> - 価値観の相違
> - 方針の相違
> - コミュニケーションのずれ
> - 相互の役割期待のずれ
> - 認識の相違
> - 理不尽な要求
> - 相性が合わない

　このなかでも「価値観の相違」は、上司や部下というライン関係の相手だけでなく、医師や他部門の人に対しても多くみられました。意外なのは、コンフリクトの原因が、相性に起因する場合があることでした。ある看護師長は、「そもそもそういうところが付き合っていて嫌いなんだと思う。『あっさり系』の相手は私には合わない」と語っていました。同じ組織という相互依存性が強い関係のなかで、親しさが増すことで逆

に相手の嫌なところが目につくようになってしまうこともあるのです。

看護師長のコンフリクト対処行動

　研究で明らかになった看護師長のコンフリクト対処行動を**図表2**に示しました[5]。皆さんの日ごろのコンフリクト対処行動はどれでしょうか。さてこのなかに、先行研究にはなかったスタイルが四つありました。それは「留保」「装う」「利用」「説得」です。どれも一度は用いたことがあるのではないかと思います。

　たとえば、「利用」は定義にもあるように、自分に複数の人々の支持があることを相手に示すことです。突然の退職希望を提示された部下との対立場面で、ある看護師長は「みんな、あなたに辞めてほしくないし、みんなも来年も続けてほしいと思っているけれど、どうかなあ」と部下

図表2 看護師長のコンフリクト対処行動

対処行動	定義
拒否	相手の関心よりも自分の関心を優先しようと相手の要求を拒絶する
強制	権力（パワー）を用いて相手の要求を押さえつける
妥協	両者が満足するような解決策を見つける
宥和	相手との関係性を維持するため、反対することよりも同意することに焦点を置く
譲歩	自分の要求をあきらめて相手の要求を受け入れる
協働	相手と一緒に創造的な解決策を見つける
説得	自分の主張や要求を根拠に基づいて自分の感情を相手に伝えながら説明する
装う	意図的に自分の本心とは異なる行動をとる
留保	コンフリクトから逃げるのではなく、意図的に時間や空間を置き、行動に向けた新たなチャンスを待つ
利用	他者の意見を利用することで自分に複数の支持があることを示す

に言いました。本来の主語は「私」のはずですが、「みんな」とすることで、自分と同じ意見が多数あることを示しているのです。また、「留保」については、ある看護師長は「そこで、いっとき相手と間を空けていたことがある。その間は話し合わない」と言い、また別の看護師長は「逃げているのではなく、相手を自分の監督内に置いているつもり」と話しました。いずれも、予測できない事態が生じたら、その場で事態の収拾を図らず、体制を立て直すための時間を置くという戦略を窺い知ることができます。

＊

　ダイバーシティが強調される今、意見や価値の対立はあって当たり前です。コンフリクトのない組織は、多様性や多義性を尊重できない組織です。看護管理者は、コンフリクトを対人関係上の単なるもめごとではなく、問題解決や変革の機会としてとらえ、より効果的に対処していくためのスキルを学ぶことが大切だと考えています。

文献

1） 松浦正子. 松浦流管理術 看護管理はラクに楽しく創造的に. ナースマネジャー. 11, 2009, 68-73.
2） Cox,KB. The effects of unit moral and interpersonal relations on conflict in the nursing unit. J.Adv.Nurs. 35, 2001, 17-25.
3） Mcelhaney,R. Conflict management in nursing administration. Nurs.Manage. 27 (3), 1996, 49-50.
4） 松浦正子. "看護管理者が行う研究の事例". 看護サービス管理. 第3版. 東京, 医学書院, 2007, 259-62.
5） 松浦正子ほか. 看護師長のコンフリクト対処行動. 日本看護管理学会誌. 8, 2005, 21-9.

2章

交渉する

彦田美香子 ひこだみかこ

株式会社ジーシフト　取締役社長
NPO 法人 日本交渉協会認定 交渉アナリスト 1 級

彦田友治 ひこだともはる

株式会社ジーシフト　代表取締役

人財育成・組織開発 20 年、人と組織が「役を立てる」※
自らが成長してゆく組織づくり
看護職向けオンライン研修など、無料動画も公開中
ファシリテーション、キャリア、マネジメント、アサーション、コーチング等、研修や善き
未来へと実践する組織開発を支援。
http://www.gshift.com
※役割・個性・可能性の発揮。弊社
造語

1 交渉術の基本を身に付ける

　交渉する場面というと、どのようなことをイメージしますか。車や家電など高額な商品の値切り、お小遣いの値上げなど。日常生活で何気なく行なっているコミュニケーションの多くが「交渉」といえます。交渉には、成功や失敗、決裂の末に長期戦となるようなものまであります。どのような交渉であれ、望む成果を手に入れ、できれば損をしたくない。それは相手にとっても同じです。交渉を成功させるためには、交渉の手順や技術、ちょっとしたコミュニケーションのポイントを押さえることによって、望む成果へと近づくことができます。

　今回は、「目に見える、数字に置き換えられる価値を持つ<u>モノ</u>」の交渉ではなく、さらに複雑性を増した「目に見えない、数値化が難しい価値を持つ<u>コト</u>」の交渉についてお伝えします。

交渉とは何か

　「交渉とは、自分方と相手方の『価値交換に関する合意』を導き出すためのプロセス」[1)] とあります。交渉を英語で表すと「negotiation」です。「negotiation」は「交渉」の他に「折衝」という意味も含まれます。

　交渉するという動詞「negotiate」の語源は、ラテン語の「negotium」に由来します。これは「困難な問題をどうにかする」「取り組むべき問題について話し合う」という意味です。

交渉を始める前に：三つの心構え

　日常いたるところで「交渉」という行為は行なわれています。ただし、状況にただ流されるだけでは望む成果や結果を得ることができません。より「賢い交渉」をするためには、以下の三つの心構えを意識することが鍵となります。

準備が 8 割

　事前に「何のための、誰のための交渉なのか」という目的を明確にし、ある程度ゴールをイメージしておくことが重要です。交渉中は、状況によっては論点がぶれる事態や、コントロールできない事態が発生します。そのときに、事前に設定した目的とゴールが軌道修正の判断基準となります。

冷静さを保つ

　利害が関係するような交渉の場合、各々にとって意にそぐわない状況になると、感情に振り回されてしまう傾向があります。そうなると誰もが望まない結末となる可能性があります。これを避けるためには、常に「冷静さを保つ」工夫が必要となります。

「価値」を言語化する

　お互いの望みや条件、納得を引き出すために重要な情報である「価値」を、言語化し共有することが大切です。交渉は「価値の合意」です。
　「価値を交換する」には、お互いの価値を知るところから始まります。交渉の本番で相手の価値を探ることも必要ですが、事前に情報収集して

おくと、効率的に交渉を進めることができます。また、自分の価値についても事前に明確にしておくことをお勧めします。

「競争」ではなく「共創」することの重要性

人は最初に語られた言葉によってある一定の枠（範囲）を決め、その範囲内で話を進めようとする思考に走る傾向があります。そうなると、限られた状況で自分が利益を得るために奪い合いが起こります。そして力のある者（強者）の発言が優位に働き、結果議論という戦いに勝つ。また、力の弱い者（弱者）はこの状況から逃れるために抵抗を示す。これが交渉における競争の原理です。

常に競争的な交渉を行なっていると、強者と弱者という構図のなかで、人間関係はギクシャクしはじめ、合意へ至ることが難しくなります。とくに長い時間かかわりを持たなければならない相手の場合、信頼関係を築くことも難しくなるでしょう。

このようなジレンマから脱出するためには、共創するかかわりかたが重要となります。今回は「共創する」交渉を行なうための基礎知識と技術をお伝えします。

対等な交渉（原則立脚型）で共創のための 交渉を実現する

交渉には

強気な交渉（ハード型）
自分の立場や面子を守り、自分の主張を押し通すための駆け引き

を行なう

弱気な交渉（ソフト型）

　相手との衝突を避けるために、相手の主張を受け入れ譲歩する

対等な交渉（原則立脚型）

　自分も相手も同じ問題解決に臨む同志として、双方の合意を形成

していく

のスタイルがあります[2]。共創のための交渉は、「対等な交渉（原則立
脚型）」スタイルで実現することができます。

　そのためには

交渉の四つのポイント

● 問題の切り離し：人と問題を切り離す

● 利害の焦点化　：立場ではなく利害に焦点を当てる

● 双方の有用性　：双方に有利な選択肢を考える

● 客観的基準　　：客観的な基準で判断する（思い込みや噂で納得

　　　　　　　　　しない）

を心掛ける必要があります[2]。

----

win-lose 型交渉ではなく win-win 型交渉へ

　交渉には、目指す結果によって、勝ち負け（win-lose）を決める競争
的な交渉か、または分かち合う（win-win）共創的な交渉かに分類する
ことができます。

　win-lose型交渉とwin-win型交渉を理解するために、有名な例え話をしましょう。

オレンジ交渉〈win-lose型交渉〉

　ある姉妹が、目の前にある一つのオレンジを巡ってけんかをしています。二人とも、このオレンジをどうしても欲しいと思っています。時間の猶予はありません。今、目の前にあるオレンジが欲しいのです。

姉「私は姉だから、このオレンジは私に譲るべきよ」

妹「そんなのずるい。お姉ちゃんは年上なんだから我慢してよ」

姉「わかった。じゃあ百歩譲って半分ずつにするというのはどう？」

妹「えー！　だって私はオレンジ一つ分が必要なのよ！」

姉「それを言ったら、私だってオレンジ一つ分がどうしても必要よ！」

妹「じゃあ、今回は私がもらって、次回はお姉ちゃんに譲るというのはどう？」

姉「だめ！　私は今このオレンジがどうしても必要なの！」

妹「私も今じゃなきゃ困るのよ！」

姉「仕方ないなあ。じゃあ、じゃんけんで決める？」

> 妹「でも負けたら困るし、お姉ちゃん後出しするでしょ？」

上記の会話を振り返ってみましょう。

- 姉、妹双方が、自分の立場を主張しオレンジを得ようとしている。
- 姉は譲歩して、半分ずつを提案したが失敗。
- 妹は自分の主張を頑として押し通している。
- 姉はさらなる情報として、じゃんけんで勝負を決めると提案。
- 妹はじゃんけんの方法で姉を信用していない。

この交渉をwin-win型でまとめるためにはどうしたらよいでしょうか。前述した「対等な交渉」における四点がヒントとなります。

問題の切り離し

「姉のくせに譲らない」「妹のくせに譲らない」という心の声が聞こえてきますが、解決しなければならない問題は「一つしかないオレンジを二人が手に入れようとして対立している」ということです。

利害の焦点化

「姉」や「妹」だからという立場は置いておきます。双方にとっての利益は「オレンジを一つ分手に入れる」。そして損害は「オレンジが手に入らない、または一つ分手に入れることができない」です。

双方の有用性

双方に有利な選択は「オレンジを一つ分手に入れる」ということです。

客観的基準

手に入れたい要素は「オレンジ」。手に入れたい量は「一つ分」。そして、手に入れたいタイミングは「今」です。ここで重要なことは「欲しい」という要求だけでなく、「なぜ欲しいのか」「具体的には何が欲しいのか」「どうしたら合意できるのか」という点を考えることです。

では、win-win型交渉を姉妹の会話からみてみましょう。

オレンジ交渉〈win-win型交渉〉

姉「そういえば、あなたはなぜこのオレンジが欲しいの？」

妹「どうしてもオレンジジュースが作りたいの」

姉「そうなんだ。私はマーマレードを作ろうと楽しみにしていたのよ」

妹「お姉ちゃんは、マーマレードを作るのにオレンジが全部必要？」

姉「いえ、オレンジの皮が一つ分だけあれば十分作れるわね」

妹「私もジュースには、オレンジ一つ分の実があれば大丈夫よ」

姉「じゃあ、私がオレンジの皮を全部もらって、あなたには実を全部渡すね。それでいい？」

妹「うん、それでいいよ。解決ね！」

この交渉で成功したポイントは以下の三つです。

- 要求している理由を双方とも確認した。
- 「オレンジまるまる一個が必要」という思い込みから、本当に必要なことに焦点を当てた。
- 解決策に対する合意を確認した。

　前述のようなwin-lose型のやりとりは日常のいたるところで行なわれています。相手や自分の立場を気にしすぎ、そのことを理由に譲ったり譲られたり、また急いでいる（今欲しい）ことを理由に譲ることを強要したり、満足のいかない（半分ずつにする、じゃんけんで奪い合うなどの）解決策を選ぶことにより、信頼関係は崩れていきます。

交渉は三つの側面で考える

交渉がうまく進まないときは、次の三つの側面で考えるとよいでしょう。

> **交渉の三つの側面**
> ● 論理的（ロジカル）な側面
> ● 心理的（サイコロジカル）な側面
> ● 事実的（ファクト）な側面

win-lose型の交渉例では論理的な側面はほぼみられず、「姉だから（妹だから）譲るのが当たり前」という心理が働いていました。「オレンジは一つしかない」という事実も認識できていたようです。また「このオレンジは譲れない！」という焦りの心理も感じられます。そして、目の前の見えるものを奪い合う方向に話が進み決裂してしまいました。

win-win型交渉の例では、双方の要求や譲れる・譲れないことなどを一つ一つ明確にしていき、論理的に話し合われていました。お互いが冷静で、心理的には穏やかな話し合いが展開されています。「オレンジは一つしかない」という事実から、さらに「オレンジの構成要素」（皮と実）についても具体的な事実確認がなされていきます。最終的にはお互いが納得のうえ、交渉は成功しました。

交渉の全体像を把握する

相手と共有すべき情報を明確にする

交渉の準備段階で、以下の相手と共有すべき情報を明確にしておくこ

とにより、スムーズに交渉を開始することができます。

> テーマ：「何について」交渉を行なうのかを明確にする
> 目的　：「誰のため」「何のため」の交渉の場なのかを明確にする
> ゴール：お互いに「どこを目指して」交渉を行なうのかを明確にする

　「win-win型オレンジ交渉」の例では、テーマは「目の前にある一つ分のオレンジを手に入れる」ことです。ゴールは「お互いが納得いくかたちで手に入れる方法を見つける」ことです。その目的は「姉と妹両者のため」であり、「お互いが合意できる最高のアイデアを見つけるため」のwin-win型交渉ということになります。お互いが、テーマ、目的、ゴールを理解し共有することにより、脱線やネガティブな感情になることを予防できます。

事前に情報を収集する

　交渉では本来の交渉相手は誰なのかを明確にしておきましょう。

> 交渉相手　：人数、関係性、中心的人物、個人の特性、立場、関心など
> 利害関係者：決断に影響を与える人、最終意思決定者など

　合意をとりつけた後に「私には決める権限がないので相談してみます」ということが多々起こります。事前に確認や調査をしておきましょう（たとえば、交渉相手の上司や患者家族、スタッフの同僚や家族などの利害関係者）。

　また相手の「立場」や「人となり」をつかんでおくとよいでしょう。相手のことを知っておくと安心感を持てます。また、相手もあなたの余

裕のある態度をみて安心感を持つことができます。交渉を行なう場では、相手との関係を構築していくところから始まります。

価値の構造を理解する

　交渉の場面で、緊張などで余裕がなく相手の言いなりになる事態に陥らないために、事前に価値の構造について整理しておきましょう。

（最良の）代替案 BATNA（バトナ：Best Alternative to Negotiated Agreement）	交渉が成立しなかった場合の代替案
交渉範囲 ZOPA（ゾーパ：Zone of Possible Agreement）	合意が可能な交渉の範囲
留保価値（交渉限界点） RV（Reservation Value）	妥協できる限界の価値、条件

　自分と交渉相手、双方の想定をしておくと、効率的に交渉を進めることが可能となります。

　「win-win型オレンジ交渉」の例では、交渉範囲は「オレンジ一つ分」です。つまり「一つ分以上」でも「一つ分以下」でもありません。

　代替案は「オレンジ一つ分」という条件を掘り下げて、「オレンジの何が一つ分」必要なのかを考えます。姉はマーマレードのための「オレンジの皮一つ分」であり、妹はオレンジジュースのための「オレンジの実一つ分」です。

　交渉限界点は、どちらも「オレンジ一つ分の量」を確保したいという要求です。オレンジがまるまる一つ分手に入らなかったとしても、最低限、姉の交渉限界点は「オレンジの皮一つ分」であり、妹の交渉限界点は「オレンジの実一つ分」が手に入ればよいことになります。逆に、この条件が満たされなければ交渉決裂ということになります。仮に姉は「最悪でも半分あればギリギリ妥協できる」と考えていたとします。そ

図表1 価値の構造

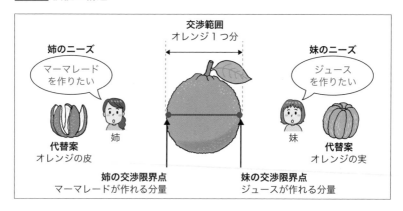

の場合は、姉の交渉限界点は「オレンジの皮　半分の量」となります（**図表1**）。

　実際の交渉では、相手の代替案や交渉限界点が明確ではありません。よって傾聴や質問を繰り返しながら、相手から情報を引き出すことが必要となります。

交渉の基礎技術

大切にしたい「交渉三つの原則」

　交渉の際には、以下の三つの原則を押さえておきましょう（**図表2**）。

関係性の原則

　自分と相手の立場や責任の範囲を考慮し、信頼関係を築いていくことが必要です。立場がわかると、与えられている権限や見えない利害関係者の存在も予測することができます。また、相手の心をひらき本音を引き出すためには、心理的安全性への配慮と、対等な関係性を維持することも大切です。

図表2 交渉の三つの原則

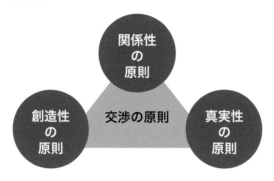

創造性の原則

　創造性を喚起するためには、人やコトに関心を持ち、視野を広げ、未来へ目を向け、ポジティブなイメージを持つことが重要となります。そして、そこから気づいたことを言葉にして、一歩ずつ実行することを心掛けましょう。

真実性の原則

　交渉する双方にとって事実と認識できる基準や根拠を共有するためには、事前に信頼できる真実性の高い情報を収集しておくことが大切です（社会的・倫理的・組織的において共通する規範や法など）。

交渉をスムーズに進める DESC 法

　交渉を行なう際、話している内容が行きつ戻りつしたり、対立的な場となり、合意とはほど遠い結論に至ってしまったり、ということはありませんか。このような場合は「どこに問題があるのか」を明らかにするために、話し合いの現在地と着地点をしっかりと認識しておく必要があります。

図表3 交渉のDESC法

準備	Step1 **Describe** 事実や概要を 共有・確認	Step2 **Explain** 要望・思い・ 条件を引き出す	Step3 **Specify** 要求や提案を整理し、 解決案・妥協点を 導き出す	Step4 **Choose** 解決案の選択と 合意、決断、終了	フォロー
情報収集 シナリオ作成 リハーサル 　など	目的、テーマ、 ゴール、 ルール、役割	相手の留保価値 ZOPAの想定	解決に向けてすり合わせ 相手のBATNAを見極め 双方のZOPAを計算	場合により 次へつなげる	記録に残す 実行に移す 振り返り 改善 　など

　そこで役に立つ方法が「交渉のDESC法」です（**図表3**）。四つのステップを基準に話を進めていきます。この方法は、いわば話し合いのための地図となります。あらぬ言いがかりで泣き寝入りしないように、解決すべき問題をしっかりと認識し、現状とゴールを常に意識しながら一つ一つしっかりと話し合いを進めていくのです。それがwin-win型交渉の成功へとつながります。

コンフリクト・マネジメント（Conflict Management）

　交渉を決裂させる大きな要因として「対立（コンフリクト）」があります。ここでは対立の構造と解消、そして予防について、みていきましょう。

対立の構造と解消

　コミュニケーションの基本は「要求を伝えること」です。望む要求が通らないと欲求を満たすことができず対立が発生します。そして交渉することにより解決を図ろうとします。

　要求や欲求というと思いつくのが、交渉の三つの側面（29ページ）のなかの「心理的側面（感情的側面）」の問題です。しかし、感情的に

なる前に何らかの事実があり、その事実に沿って建設的（論理的）に解決しようとします。つまり問題（対立）の発生源は「心理的側面（感情的側面）」ではありません。まず、何らかの「事実的」な出来事が起こり、そこでいったい何が起こっているのかと脳をフル回転させて「論理的」に考えます。一見「論理的」に冷静に考えているつもりですが、思考では過去からの経験則が勝ってしまい、その経験に応じて「感情」がわき上がってくるという仕組みがあります。

　よって、対立のようにみえている「感情」は、「事実的」な出来事から「論理的」な思考によってアウトプットされる結果なのです。「感情的」な対立を収めるためには、「論理的」な思考または「事実的」な出来事に手を打つことが必要です。

対立の予防

　交渉の三つの側面（事実的、論理的、感情的）のバランスをとって、対立を予防します（**図表4**）。また対立の兆しを感じたらブレイクを入れることも効果的です。

図表4 「交渉の三つの側面」による対立の予防策

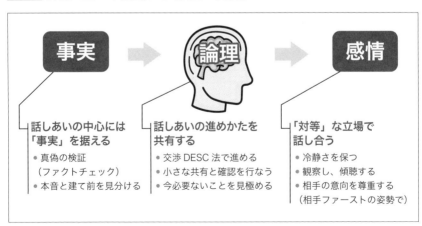

事実　➡　論理　➡　感情

話しあいの中心には「事実」を据える
- 真偽の検証（ファクトチェック）
- 本音と建て前を見分ける

話しあいの進めかたを共有する
- 交渉 DESC 法で進める
- 小さな共有と確認を行なう
- 今必要ないことを見極める

「対等」な立場で話し合う
- 冷静さを保つ
- 観察し、傾聴する
- 相手の意向を尊重する（相手ファーストの姿勢で）

対立の兆しは論理的な側面に表れます。ここで、交渉のDESC法を使って冷静に進行する、またはあやふやな点などの小さな共有と確認を行なう、今必要ないことを見きわめ排除する、などの対策をとることができます。また、カンフル剤として「今必要ないこと」へあえて目を向けるような問い掛けをすることも効果があります。

文献

1) NPO法人日本交渉協会「交渉アナリスト養成講座」テキスト．特定非営利活動法人日本交渉協会．21.
2) ロジャー・フィッシャー，ウィリアム・ユーリー著．岩瀬大輔訳．ハーバード流交渉術：必ず「望む結果」を引き出せる！．東京，三笠書房，2011，30.

2 ケースでみる交渉術の活用法

事例1　医師のハラスメントに対抗する

　パワハラで有名なC医師。特に看護師に対して、すぐに怒鳴るという噂があります。最近ではそんなC医師に対して嫌気がさした看護師が何名も退職するという悪循環に陥っています。A師長もこの状態は認識しており、頭を悩ませていました。そこで意を決して、C医師と話し合いの時間を持つことにしました。

モヤモヤが残るwin-lose型交渉

A師長	「(少し緊張している)C先生、お忙しいなか、お時間を頂きましてありがとうございます。実は、C先生と看護師とのやりとりについていろいろと問題が挙がっています。なかには、C先生のすぐに怒鳴るという態度について、不安や恐れを抱き退職した看護師もいます。率直なところ、C先生はどのように考えているのかお聞かせください」
C医師	「(顔色が変わり、少しムッとした様子)どうもこうも、なぜそんな失礼なことを言われるのか……。私は普通に仕事をこなしているだけですよ！　看護師が辞めていくのは私のせいだと言いたいのですか？　それはその看護師に根性

がないか、教育が行き届いていないせいでしょう？　人に罪をなすりつけるようなことはしないでほしい！　そんなふうに思われているとは心外だなぁ」

A師長　「（C医師の発言に感情的になる）どんな理由であれ、先生とかかわった看護師がどんどん辞めていくのは事実です！　そのような物言いをされると、誰でも嫌気が差しますよ。先生のそのすぐに怒鳴る態度はパワハラではないですか？」

C医師　「私に怒りの感情をぶつけないでくださいよ。あなたの物言いだってパワハラですよね。こんなくだらない話をする時間がもったいない！　私は失礼するよ」

C医師の今の状況

- プライドを傷つけられ、激高の一歩手前
- 冷静な思考ができない
- 「話す価値なし」と判断し、一方的に話し合いを打ち切る

A師長の対応を「対等な交渉」四つのポイントでチェック

- 「相手が悪い」と決めつけ　　▶人と問題が切り離せていない
- 「医者にもかかわらず……」　▶利害ではなく立場に焦点
- 相手を犯人扱い　　▶双方にとって有用性が感じられない
- うわさやクチコミを基準に　　▶客観的基準を用いていない

改善ポイント：「事実」と「思い」をお互いに確認し合うことから始める

人と問題を切り離す

　今この交渉の場で解決したい問題は何なのかを、しっかりと確認しておくことが必要です。事前準備で必要なことは「目的」「テーマ」「ゴール」を明確にすることです。交渉を開始するときに、目的・テーマ・ゴールを共有し〈交渉範囲〉を定めます。そして「これ以上は譲歩できない」条件である〈交渉限界点〉も明確に意識しておきます。

お互いの利害を見出し、焦点を当てる

　A師長の利益は「C医師と看護師が連携できる」ことです。損害は「看護師が疲弊して退職していく」ことです。

　では、C医師の利益は何でしょうか。やはりA師長と同様に「看護師とうまく連携がとれ、医療行為が効率的に進められること」です。損害は（おそらく）「悪いうわさが広まること。自分の評価が下がること」でしょう。

双方に有利な解決策の選択肢を考える

　C医師とA師長の利益から、双方にとって有利な解決策を導き出すことができます。双方の望みは「怒鳴ることをやめさせる」ではなく、「お互いに連携できる」ことです。この意思を双方で共有し、解決のためのアイデアをともに考えていきます。

客観的な基準をもとに交渉を進める

　交渉時、相手の理解を促すために、それぞれの言い分を伝えあいます。そのときの理由（根拠）を示すには、うわさやクチコミではなく、双方が納得できる客観的な基準を示すとよいでしょう（たとえばパワハラであるという主張をするのであれば、法律的な根拠を示すなど）。

この事例のように、相手と意見が合わず、交渉のつもりがバトルになってしまうことは多々あります。その大きな原因は二つ、「交渉の主体が不明確」「感情のコントロールができなかった」ことにあります。お互いに「相手が悪い」「自分は正しい」「相手が改心すべき」という心の声が聞こえてきます。

　今回は、A師長自身が被害を受けておらず、どこか人ごと（みんなの代弁者）として交渉している姿勢がみえます。しかし、本当の問題は「看護師がどんどん辞めて人手不足になる」という自分の責任にかかわってくる深刻な問題があるのです。よって、ここでは「自分が当事者」であるという姿勢で交渉の場に臨むべきでしょう。

　また「相手が悪い」という考えは、実は交渉スタート時ではなく、それ以前から「うわさ」という形で始まっていました。この段階で、もう感情は暴れ出しています。交渉の場へ臨むときの四つのポイント「人と問題を切り離す」「利害の焦点化」「双方の有用性」「客観的基準」を思い出しましょう。

望む結果を手に入れる win-win 型交渉

　win-win型交渉は「交渉のDESC法」で進めていきます。

> A師長　「（少し緊張している）C先生、お忙しいなか、お時間をいただきましてありがとうございます。実は、C先生と看護師とのやりとりにおける日々の連携のなかで、不安や恐れを抱いているという相談を受けました。そこでC先生の考えもお聞かせいただけますでしょうか」

D　事実を伝える・現状を問う

　「相談」という表現で相手を尊重する態度で接し、相手を犯人扱いせず、まずは（看護師側の）事実を伝え、そのうえで医師の考えも確認します。

C医師　「(顔色が変わり、少しムッとした様子) どうもこうも、なぜそんな失礼なことを言われるのか……。私は普通に仕事をこなしているだけですよ！」

A師長　「そうですか。看護師も今、人手不足で余裕がなく、敏感になりすぎているのかもしれません。最近、退職していく者も多く頭を悩ませています。C先生に対して、即座に対応できずご迷惑をおかけしていることと思います。このままでは、C先生とスムーズに連携することが難しくなるのではないかと懸念しています。C先生は、私たち看護師に対して『もっと、こうしてほしい』といったご要望はありますか」

E　相手の思いを引き出す

　相手を立てながら「怒鳴る」理由を確認しています。また「怒鳴る」ことを本人が自覚しているかも確認しました。

C医師　「(少し冷静になる) そうですね。そう言われるといろいろとあるのですが……。まずは、患者を何人も待たせているなかで、部屋の隅に集まって長い時間雑談をするのはやめてほしいね。そうなると、いくら呼んでも来てくれないし、対応が遅れてどんどん後の患者の待ち時間が延びてしまう。

　　　　　さらに楽しそうに笑っている声が聞こえると、患者を刺激
　　　　　してしまう。そもそも仕事中なのだから、もっと緊張感を
　　　　　持ってほしい！　まあ、そうなるとこっちも感情的になり、
　　　　　ついつい怒鳴りつけてしまっているかもしれないね……」

A師長　「ご迷惑をお掛けし申し訳ありません。看護師にはしっか
　　　　　りと注意しておきます。C先生には率直に思いをお話しい
　　　　　ただきありがたいです。現場のことは把握しているつもり
　　　　　でしたが、その件については認識しておりませんでした。
　　　　　これはお願いなのですが、今後もいろいろと看護師に対す
　　　　　る先生のご要望をお聞かせいただけますか。私たちもより
　　　　　良い連携のために、先生のご意見を参考に改善していきた
　　　　　いと思っています」

S　自分の思いとすり合わせる・今後の対策を提案する

　お互いに望んでいることは、スムーズに連携し患者や医療者どう
しの不満の種をつくらないことです。「怒鳴る」ということばかり
に焦点を当てず、「なぜ怒鳴るのか」その理由を明確にします。そ
のためには、お互い冷静になって、何を解決したらよいのかしっか
りと向き合って考えを共有することです。

C医師　「そうですね。看護師に期待するばかりではなく、こちら
　　　　　からもきちんと要求を伝えなければいけないですね。時間
　　　　　が許すかぎり、意見交換は大賛成ですよ」

A師長　「賛同していただきありがとうございます。これからも、
　　　　　よろしくお願いします」

> **C　お互いの合意を確認する**
>
> 　相手が「本当はどうしたいのか」ということに気づくことができ
> ました。それに対して、合意し協力することを約束しました。

　このような問題の場合は、すぐに「ハラスメントだ！」「訴えてや
る！」というバトル思考に走ってしまいます。しかし、問題の種（本
質）はもっとささいなところに隠れているものです。まずは、絡まった
感情を少しずつほどき、お互いの思いのなかに眠っている種を掘り起こ
すことが大切です。

　また、人は他人から注意を受けて「はい、わかりました」と素直に納
得できないものです。自分のことになると、どんなに不利な状態でも、
「自分なりの正しい理由」があり、許されるべきであると思い込みます。
一方、相手のこととなると「きっと相手の性格に欠点があるせいだ」と
決め込み、「周りもみんな、そう言っている」と自分が正しいと信じて
いる情報だけを集めます。その結果、お互いに「相手が悪い」というバ
トルに陥るのです。しかし、相手の話をよく聴いてみると、相手も不満
がたまっていてお互い様であることがほとんどです。この問題を解決へ
と導くためには、善悪の立場に固執せず「お互いにこれからどのように
していけば望む未来を実現できるか」という視点で考えましょう。

事例２　患者本人と家族の思いをすり合わせる

　A師長は患者Zさんとその家族Xさんへ向けて、退院前カンファレン
スを行なっています。患者Zさんは高齢ということもあり、退院後は家
族の付き添いで定期的に通院する必要があります。今後の支援方法も含
め、ひととおり説明が終わったところです。

モヤモヤが残る win-lose 型交渉

患者家族Xさん　「ちょっといいですか。父のZはまだ顔色も悪く、常に付き添っていないと転倒したりする状況です。どう見ても退院できる状態には見えないのですが、こんな状態で本当に退院させるつもりですか」

A師長　「先日、担当医からも話があったと思います。Zさんの病状は問題なく回復に向かっています。後は日常の生活に戻るためにリハビリが必要となりますが……」

患者家族Xさん　「でも、まだこんなに弱々しいじゃないですか！よく見てください。わかりますよね。しかも、うちは日中共働きで、父は家で一人きりでいなければならないんですよ」

A師長　「（沈黙して語れない患者Zさんに同情する）病院では入院できる期間が決まっているんです。Zさんの場合はご家族の事情も伺っておりますので、これまで特別な対応をしてきました。しかし、これ以上は規定に反するので難しい状況です。他にも入院が必要な患者さんが入院を待っておられます」

患者家族Xさん　「じゃあ、うちの父はどうなるんですか！　それは病院側の都合ですよね！」

A師長　「いえ、決してそういうわけでは……」

患者Zさんと患者家族Xさんの今の状況

- 患者Zさんは沈黙を守っている
- 患者家族Xさんは自分の「退院させたくない」という要望を通そ

うとかたくなになっている
- 患者家族 X さんは自宅で患者 Z さんの面倒をみることに抵抗を示している

A師長の対応を三つの側面でチェック

- 感情的な態度になっていないか　▶感情的なエラー
- 交渉相手は間違っていないか　▶論理的なエラー
- 自己都合（組織の都合）を押しつけていないか　▶事実的なエラー

改善ポイント：代理交渉という難しさ

対立の構図と、実際に交渉を行なうべき当事者を整理してみましょう。

- 対立をしているのは患者家族Xさんと A 師長
- 交渉の本来の当事者は入退院の決断を下す人

つまり、この交渉は当事者どうしではなく、代弁者どうしの交渉（代理交渉）ということになります。

事実と感情を切り離す習慣をつける

この会話から、患者Zさんは入院期間が長いことがわかります。そのぶん愛着もわき、家庭の事情などもみえてくると共感も同情もして当たり前です。しかし交渉の場では、冷静に物事を進めるためにいったん感情は置いておきましょう。特に相手のネガティブな感情に振りまわされてしまうと、交渉どころではなくなります。

患者 Z さんの思いをしっかり聴く

まずは当事者の意思が重要な情報となります。患者Zさんには「本当はどうしたいのか」をきちんと本人の言葉で語ってもらう工夫が必要で

す。そして「交渉のDESC法」の手順で話を進め、代弁者の意思もふまえ解決へ向けてのすり合わせを行なっていきます。

問題を明確にし、少しずつ解決方法を探っていく

　「オレンジ交渉」でも触れましたが、この事例でも勝ち負けという結論を急ぐ交渉のワナにはまってしまいました。簡単にいうと「退院するか」「退院しないか」の争いです。これを掘り下げていき、メリット・デメリットを共有しましょう。そして解決策をともに考え、何が今のベストなのかを決め、最終的には当事者も含めて合意に至るようにします。

望む結果を手に入れる win-win 型交渉

　患者家族Xさん「ちょっといいですか。父のZはまだ顔色も悪く、常に付き添っていないと転倒したりする状況です。どう見ても退院できる状態には思えないのですが、こんな状態で本当に退院させるつもりですか」

　A師長　「そうですね。長い入院期間でしたので、いきなり放り出されたように感じられることは十分理解しております。ご家族の事情も伺っております。これからの不安はたくさんありますよね。Xさんは転倒以外にどのようなところに不安を感じられていますか？」

D　事実を伝える・現状を問う

　事実と相手の感情を理解していることを伝えました。実際に不安に思っていることを引き出し、具体的に不安を感じさせる問題を明確にします。

　患者家族Xさん「入院前に、自宅で父Zが一人で転倒してしまった

のですが、家族が日中留守がちなので発見が遅れて大変な
ことになりました。退院したら、今度は体も弱っている状
態でまた一人で苦しむようなことがあるんじゃないかと心
配しているんです」

A師長　「それはご心配ですよね。Zさん、Xさんはこうおっしゃっ
　　　　ていますが、Zさんはどうされたいですか。退院に関して
　　　　何か不安はありますか」

患者Zさん　「Xの心配していることも十分わかります。でも、私
　　　　は住み慣れた家に早く帰りたいと思っています」

E　相手の思いを引き出す

　家族や患者本人が「どうしたいのか」という思いを引き出し、目
標を明確にします。特に当事者の思いをしっかりと引き出します。

A師長　「そうですか。率直にお話しいただきありがとうございま
　　　　す。では、Zさんが退院してもXさんが心配にならない方
　　　　法を一緒に考えるというのはいかがでしょうか」

S　自分の思いとすり合わせる・今後の対策を提案する

　当事者ZさんとA師長の思いは同じであると確認します。当事者
Zさんと代弁者Xさんのそれぞれの思いをかなえるという姿勢をみ
せます。そして解決方法を一緒に考えていく提案をします。

Zさん・Xさん「はい、よろしくお願いします」
A師長　「こちらこそ、よろしくお願いします」

C　お互いの合意を確認する

　全員が合意し、協力することを約束しました。

この交渉は、当事者・代弁者とさまざまな交渉者がいて、複雑に感じる事例です。関係者が大勢いる場合は、まず「本来交渉すべき当事者は誰か」をしっかりと押さえておきましょう。そして、決定権を持っているのは当事者（患者）であることを忘れないでください。

　最初の「win-lose型交渉」の例では、お互いが自分の利益を確保することに焦点が当たっています。そして、お互いの立場に固執する方向へと話が進み平行線のまま、もしくはどちらかが譲歩することとなり空しさが残る話し合いとなっています。たとえ表面上、病院側の意向が通ったとしても、後で何らかのトラブルが発生するかもしれません。またＡ師長にも後悔の念が残る可能性があります。

　加えて、こういった交渉には「思い込みのワナ」が潜んでいます。特に患者の家族は「自分の考えと患者本人の考えは絶対同じに違いない」と思っています。それが事実かどうかを知るためには患者本人の口から直接表現してもらうのがよいでしょう。ここで一つ注意したいことは、患者家族Ｘさんのパワーが強い場合、患者Ｚさんの本音や思いを引き出そうとしても建前での返答しかもらえない場合があります。その場合は、準備段階で代替案を考えておくとよいでしょう。

「賢い交渉」のために大切なこと

　本章では「賢い交渉」というコンセプトをもとに、交渉時の自分自身の態度や考えかたに基づく相手とのかかわりかたについて触れてきました。つまり「賢い交渉」の本質は、相手をどうにか言いくるめて自分が有利になる技術ではないということです。

　広い意味での「交渉」では「取るか取られるか」という競争的なものも含まれますが、今回のテーマの中心となる「見えないモノ・コト」

に対峙するような場合は、「共創的な交渉」が、望む成果へと導きます。これが「賢い交渉」です。

　「賢さ」とは、相手への媚びへつらいではなく、愛情を持った素直な自分の思いや考えに基づいた振る舞いかた（配慮）が根底にあります。「賢い交渉術」を日常的に使いつづけることにより、コミュニケーションにおけるヒューマンエラー（支配欲や承認欲に基づく自己中心的な行為）を予防できます。この「賢い交渉」の習慣こそが、皆さんが抱えている問題や課題解決への道をひらいてくれます。

　まずは、小さな一歩から始めてみてください。ぜひ、望む変化の種を見つけ、育ててみてください。そこには大きな気づきや発見というご褒美が待っています。本章が皆さまのお役に立てることを願っております。

3章

ナラティブを
活用する

下山節子　しもやませつこ

NPO 法人日本看護キャリア開発センター　代表

看護師。経営学修士。臨床看護・看護管理を約 25
年経験した後、看護大学で 11 年間看護教育に携
わる。臨床と教育の経験を生かして 2010 年 4 月
NPO 法人日本看護キャリア開発センターを開設。中
小規模病院と看護協会を中心に看護職の生涯学習支
援、看護管理、研究分野の研修事業を展開中。

語り手と聴き手でつくられるナラティブ

　ナラティブが看護現場で活用される意味を考えてみたいと思います。臨床の看護現場で働いている看護者はさまざまな経験をしますが、その経験を通じてしか獲得することのできない実践的知識があります。こうした知識の探求に、ナラティブはきわめて重要だと考えられています。これは数量的に明確で客観的なものを重視する科学を補完する、人間科学領域のもう一つの科学的手法ととらえられます[1]。

　「ナラティブ（narrative）」とは「語り」「物語」と訳され、**語られた**ことを意味する「物語」と、**語っていること**を意味する「語り」との両方の意味を含んでいます[2]。つまり、語り手の一方的な語りではなく、聴き手との間で新しい物語がつくられていくという、語り手と聴き手とがセットになった物語がナラティブなのです。

　理論基盤は社会構成主義にあり、「現実は社会的に構成されたもの」「現実は人と人との対話を通じてつくられるもの」という認識論です[2]。人は「現実」を常に「意味づけ」しながら生きており、それは過去からの流れのなかでの経験に対する解釈です。自分自身について、自らの意味世界を物語として編み出しているという考えかたです。看護実践の場である臨床は、まさに物語が展開する場であり、「語り」によって成り立つ場でもあるといえます。

　看護者自身が日々の臨床で経験した看護実践を生き生きと語り伝えることは、個々の看護者の実践のなかに埋もれている多くの貴重な知識を掘り起こす手段です。それらが主観であるという批判もありますが、科学的思考と物語の様式は相互補完的な思考様式であり、双方とも重要と考えるべきです。物語様式で思考するとは、何を考え、感じたのかを語

る、聴くあるいは読むというプロセスに価値を置き、共感と感動を呼び覚まして深く理解するということです。ステレオタイプあるいは認識の一致の強要ではありません[1]。

　パトリシア・ベナーは、実践知を、エキスパートたちの語りから解釈学的現象学を用いて掘り起こしています。非科学的といわれてきた看護ケアは、看護師たちのナラティブに着目することで語ることが可能になりました[1]。看護実践で暗黙のうちに受け継がれている個人の知を言葉にして伝えること、また未知の経験を学ぶという観点で人々の語りから意味を見いだすことなどが、学問としての看護に求められています。

看護を「物語のように語る」

　看護を「物語のように語る」ことは、聴き手と語り手の双方にさまざまな発見をもたらし、看護を豊かなものにします。経験を共有し、経験から学んだものを概念化して新しい示唆を獲得し、知の共有をもたらします。また看護の奥深さと知見を同僚や患者、ひいては社会全体に伝えるといった意味も持っています。

　ナラティブは語り手と聴き手の相互作用のなかで生まれ、新しい物語へと変容するため、良い語り手・良い聴き手であることが求められます。そのため、ナラティブで語られる内容はどんなストーリーでもよいのです。成功体験だけでなく、何か大切にしたいこと、うれしかった出来事、何度も反芻する出来事など、どんな内容でも構いません。そしてその形式は、複数の出来事を時間軸上に並べて説明するものであり、論文のように体系化して問題を論じるものでもありません。

　語り手は聴き手に語りたい、聴き手は語り手の話を聴きたいということが前提です。ただ、両者がナラティブを共有し何かにアプローチする

ことは重要な要素ですが、主導するのはあくまで語り手です。聴き手主導でインタビュー形式になってはいけません。そして、語りのなかにあるつながりを尊重し、結末や目標はあらかじめ規定せず、対等な関係で協働して取り組むことが重要です。語り手と聴き手との対話のなかで「新たな物語としての看護の語り」が生まれるのです。

　ベナーは「自分自身の声を真剣に受け止め、自分の実践を刷新する勇気を持ちなさい。ストーリー形式であなたの実践を語ってください。あなたの実践を黙ったままにしてはいけない」[3]と述べています。

ナラティブを書いてみよう

　看護者のナラティブでは、まず自分の語りたいことを簡単に書いてみると、スムーズに体験を語る助けになります。

> ### ナラティブの記述
> - 他者に語るために書いていることを忘れない
> - 「私は……」という一人称のスタイルで、リアルな体験を語るように書く
> - 読み手のために必要な背景と文脈も書く
> - 事例報告のように体系立たせて書く必要はない
> - 患者や家族の言葉はできるかぎり、そのまま会話調で「　」内に入れる
> - レポートは、100字程度の短文から、1,800字程度の長文でも構わない

　ナラティブを書くポイント[3]として、ナラティブは100字程度の短文でも、また長文でもよいといわれています。時系列で物語風に表現す

るため、「私は」という一人称で、気楽に会話しているように書くのがよいでしょう。

ナラティブに含める要素

- 主題となる出来事
- あなたがどう考え、感じ、行動したか
- 結果に関する情報
- 看護師のあなたにとっての結果
- その状況がなぜあなたにとって意味があったか

　ナラティブを書いていくなかで、主題となる出来事を明確にし、その出来事で自分がどう考え・感じ・行動したか、また患者にとって、看護者である自分自身にとってどんな結果になったかを、ナラティブに含めていきます。かつ、その状況が自分にとってどんな意味があったかを整理することが望ましいことです。

　テーマは、書く人にとって重要性をはらんだ臨床状況を選びます。自分にとって特別な意味を持つ状況、大きく影響を受けた状況、新しいことを学んだ状況などです。

書くことが目的ではない

　ナラティブの準備として、ナラティブを書くことで考えを表現していくことについて述べてきましたが、「自分には書く才能がないため難しい」と考える看護者もいると思います。しかしナラティブは物を書く能力を問うているわけではなく、看護者の実践の知識を共有することを目的としています。看護者の実践能力は、症例レポートや研究レポートで評価すべきだという意見も一方ではありますが、ナラティブは症例レポートでも研究レポートでもありません。ナラティブは個々の看護師の

仕事の習熟度をも明らかにし、看護実践能力を適性に評価することを可能にするといわれています。

「臨床の知は語りを通して積み上がる」がナラティブの思想です。したがって個々の看護者が書いたナラティブに対し、他者が書き直しや修正など手を入れる必要は全くありません。ナラティブでは、論文執筆や看護研究において求められるような体系化の能力の問題はさておいて、語ること自体にきわめて大きな意味があると考えられています。

ナラティブにおいて、成功体験は話しやすいですが、失敗した経験を語ることには、ときに困難が伴います。しかし失敗した経験は、振り返って自分にとってどんな意味があったのか、リフレクションすることの重要性を学ぶことができ有意義です。

ナラティブでは聴き手の聴く力が問われる

ナラティブは聴き手に支えられているため、「聴く」行為にも留意点があります。聴く側の価値観を押しつけるのではなく、相手の言葉に含まれる意味や感情に関心を持ち、注意深く聴く必要があります。そして答えを出したり、励ましたり、反論したりしないで、語り手が実践知を言葉にしていくプロセスを邪魔せず温かく見守り、共感を持って励まし見届けることが重要となります。

ナラティブでは、症例に関する体系立った報告とは異なり、短い文であってもそれに含まれた背景、文脈、行間に隠された思いを、聴き手の力でしっかりと引き出すことが大切です。特に新人の看護者は、自分の経験を思い出しても、短い文しか書けない場合もあります。そのため、聴き手の看護者には、その人の語りから有益な実践的知識を上手に引き出すことが求められます。ナラティブは、語り手が一方的に経験を表現

する場ではなく、語り手と聴き手のかかわりによって経験に新たな意味が付与される過程です。

　看護者は、自分自身が長い間慣れ親しんだ知識の体系や方法に沿って、人々にかかわろうとします。そうした看護者の「職業的気質」から、患者や後輩に対しても自分が優位に立って知識を教えようという姿勢に陥りがちになります。しかしそのような姿勢では、傾聴することは難しくなります。傾聴は看護の中心的な課題ですので、ナラティブは、この「傾聴」という課題を再考する機会、また傾聴の訓練となるでしょう。

　ナラティブを聴く際は、相手より自分のほうが知識を持っていると考え、相手の問題を指摘したり、結果の善し悪しを判断したり、アドバイスをしたりしないように留意すべきです。聴き手は、語り手の言葉に含まれているニュアンス、言葉の背景にある感情に関心を持ちながら注意深く熱心に聴くことが重要です。聴き手にも思考の枠組みや価値観がありますが、ゼロポジションをとって、いったんスイッチを切り替えなければ聴く姿勢にはなりません。

　繰り返しになりますが、指導者や管理者が自分中心の「教えよう」「教えたい」という立場を捨てて、学ぶ者どうしが同等の立場であることを強く認識することが求められます。ゼロポジションをとって無条件で、その言葉を受け止めることが重要です。このような姿勢を持って聴くことにはきわめて高い能力が必要になりますが、「聴く」ことは看護そのものでもあります。ナラティブという機会を用い、この力を鍛えていきたいものです。

ナラティブを奨励する文化を作る

　看護者が「看護を語る」ナラティブは、看護現場の知を周囲の看護者

に伝承していく有効な手段です。ベテランの看護者が、自分では意識することなく埋もれている暗黙知を掘り起こすことや、実践知を「語る」ことは、看護実践の知見を紡ぐことにつながります。ナラティブはふだん看護者が実践している内容を、他者に見えやすく、理解されやすくします。また、ナラティブは看護という仕事が持っている奥深さと知恵を、同僚や他のスタッフ、患者、そして社会全体に伝える機能を持っています。このようなナラティブの意義により、看護の現場では看護者が「看護を語る」ことが奨励されています。

　看護者が「看護を語る」場は、カンファレンスや部署会、クリニカルラダー認定の評価会や目標面接など、いろいろあると思います。ナラティブが現場で生み出す価値を理解して、「今日はみんなで看護を語ろう」といった提案が日常的に起こるようになれば、看護のより良いケアにつながり、看護者が専門職として成長していけるのではないでしょうか。

　看護管理者としては、看護現場が看護者の学習の場となり、看護者の成長につながるように、このナラティブを奨励する文化を作ることが重要な役割といえます。

ナラティブ研修の効果

　看護者にとって「看護を語る」ナラティブ研修は、自分の看護を物語のように語るため、映像を見るように他者に全体像が伝わってきます。一人ひとりの看護に触れることで、経験の共有や看護の奥深さへの気づきや、他者との知の交流が生じます。「心に残る患者とのエピソード」などのテーマは、大切にしている看護に気づいたり、初心に戻ったりできます。個々の看護スタッフのエンパワメントにもつながり、看護観を

図表1 ナラティブ研修の概要

進行	内容	留意点	時間
導入	オリエンテーション	自由な雰囲気づくり	5分
講義	・ナラティブとは何か ・看護に生かすナラティブ ・看護者が看護を語ること ・キャリア開発ラダーとナラティブ ・ナラティブの聴き方	必要最小限の講義にとどめる	20〜30分
看護実践場面を書く	・個別作業 ・印象に残る看護実践を白紙にメモする	モデルの提示	30分
「看護を語る」「聴く」	自らの実践を語る・聴く	留意点を説明	20分／1人
まとめ	ナラティブの体験的理解と意義の確認		15分

高めるきっかけにもなります。また、チーム内の相互理解が進み、職場全体に相互尊重の化学反応が起こります。

　職場で看護を語る風土を作るために、まず集合研修でナラティブの体験をした後に、各看護単位で実践につなぐ方法もあります。筆者らが開催する研修[4, 5]は、ナラティブを体験し、語ることの意義や価値を実感できる実践型研修としています（**図表1**）。短時間の講義、少人数のグループで一人20分程度の看護を語り・聴くワークショップを行なっています。

　筆者らが開催しているナラティブ研修の参加者からは、「自らの看護実践を語ることに対するハードルが低くなった」「自分が大切にしている看護ケアに気づいた」「自分の存在の価値を見いだすことができた」「勇気づけられた」「自分を認めることができた」との声も多く聞かれます。この体験を通して、看護現場で看護者が看護を語ることの意味と価値を実感する看護者が増えれば、ナラティブを奨励する組織文化をつく

ることにつながっていくと考えます。

ナラティブを生かしたリフレクション研修

看護者の学びや成長を支えるリフレクション

　リフレクション（reflection）とは、日本語では内省、反省、振り返り、熟考などと訳されます。自分自身の経験をまるで鏡に映し出すかのように振り返り、内省し、問い直すこと、よく考えることを意味しています。

　単に数多く経験するだけでは成長や発展はできません。「経験から学ぶ」ことが大切です。成人学習者にとって経験が貴重な学習資源であり、専門職である看護師としての成長は経験のリフレクションが鍵を握るといってよいでしょう。リフレクションは看護職を成長させる学習ツールです。

　リフレクションの大切なポイントは、リフレクション・プロセス

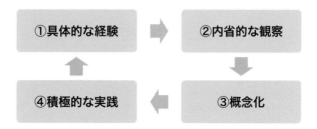

図表2 コルブの経験学習モデル

Kolb,D. Experiential Learning：Experience as the source of learning and development. Englewood Cliffs NJ, Prentice-Hall, 1984. より作成

①具体的な経験　➡　②内省的な観察

④積極的な実践　⬅　③概念化

学習とは知識を受動的に覚えることではなく
自らの経験から独自の知見を紡ぎ出すこと

図表3 リフレクション・シート

> 　日々の看護実践（看護だけでなくスタッフ教育、管理など、研修目的・対象によって変える）のなかで考えさせられた、悩んだ、心が震えた、何度も考え直す、自分が学んだ、成長させられたと強く思った経験から、自分が振り返りたいと思ったものをリフレクションしよう
>
> 　テーマ　「＿＿＿＿＿＿＿＿＿＿＿＿＿＿＿＿＿＿」（自由に表現）
>
> ① 何が起こったのか？（その経験について事実を記述する）
> ② 最初にどう感じたか、考えたか？（その事象を経験した際、最初にどう感じたか、考えたかについて記述する）
> ③ なぜそうなったか？（そのような結果になった理由を多様な観点から分析・解釈する）
> ④ その経験は何を意味しているか、何を学んだか？（経験したことをどのように考えるか、学んだことは何かについて記述する）
> ⑤ これからどのようにしたいと考えるか？（今度同じような状況に遭遇したらどのような行動をとりたいかについて記述する）

に沿って深く思考することです。筆者らはコルブの経験学習モデル[6]（**図表2**）を参考にリフレクション・シート（**図表3**）を作成し、研修や現場で活用しています[4, 5]。

　自らの経験についてしっかりとリフレクションを行ない、知恵に結実させる経験学習モデルを提唱したのは、経験学習の祖であるデューイを引き継ぐデービット・コルブです。コルブの経験学習モデルは①具体的な経験 ②内省的な観察 ③概念化 ④積極的な実践 ── の四つのステージからなり、そこで得られた知見が新たな実践のステージで活用され、再びそのサイクルが繰り返されます。学習とは終わりなきプロセスであり、四つのステージのサイクルを継続すること自体が学習だとみなされています。リフレクションはそのサイクルを回しつづけるための原動力

であり、リフレクションという学習のツールを身に付けることが、経験から学ぶ実践家の成長や学習につながっていくのです。

　このリフレクションがわれわれ専門家たちにとって重要であると説いたのは、ドナルド・A・ショーンです。ショーンはリフレクションを核とした実践を行なう実践家を反省的実践家（reflective practitioner）と呼び、実践過程に二つのリフレクションを行なっているとしています。「行為のなかの内省（reflection-in-action）」と「行為についての内省（reflection-on-action）」です。「行為のなかの内省」は、不確実で複雑な状況に直面し刻一刻と変化する状況を瞬時に読み解いて経験で培った暗黙知を駆使しながら、問題の本質や解決方法を明らかにする思考です。「行為についての内省」は、行為後に自己の取り組みについて振り返り、個別の具体的状況における暗黙知を明らかにし、類似した状況に遭遇したときにどのように行動すればよいか、課題を明らかにする思考です。行為の後に行なわれる内省に特に注目したのが、前述した経験学習モデルを提言したコルブなのです。

　専門家であり、成人学習者でもある看護者のリフレクションは、学びや成長を支える重要な学習方法です。その価値を看護管理者は十分認識し、自らの実践を示すなかで、看護者が学習のツールとして身に付けられるよう支援しなければなりません。

リフレクション研修の一例

　経験をリフレクションするためには、リフレクション・プロセスに沿って思考することが重要です。学習資源として自身の経験のリフレクションを行なうために、まずは経験を語ることから始めます。すなわちリフレクションは「ナラティブ」を活用して展開します。

　筆者らが開催する研修[4, 5]では、前述のコルブの経験学習モデルな

どを参考に独自にフレームワークを作成し、前述のリフレクション・シート（図表**3**）として活用しています。

　リフレクション・シートに記載する場合、無意識に行なっている考えや知見を書くことや、多様な観点から分析・解釈すること、自分の感情に気づいてそれを書くことが難しい様子が見受けられます。そこで筆者らは、リフレクション・シートの記載方法を以下のように提示し、学習支援をしています。

リフレクション・シートの書きかた

　①事実を具体的に書く。そのときどのような状況で何が起こり、自分自身はどのような役割でそこに居合わせ、自分は何をしたのか、自分以外の誰がどのように関与していたのか、その出来事はその後どのように展開して、結果的にどうなったのかなどについて書く。

　②その出来事が起こったときに自分はどういう気持ちになり何を考えていたのか、その出来事のなりゆきによって自分自身の感情はどうなったのか、今はどのような気持ちや考えになっているのかを書く。他人に知られたくない感情にも気づくことになるかもしれないが、この状況のなかで生じていた感情について素直に向き合うことが大切。

　③その状況における自分の行動が相手にとってどうだったのか、最善であったのか、何がよくて何がよくなかったのかを自分に問いかける。何が自分をそのような気持ちや考えにさせていたのか、多様な観点から分析する。分析する場合は、その状況に関連する既存の理論や知識を、自分の状況に当てはめて解釈し発展させることもできる。

　④その経験は何を意味しているのかを考えることで、そのときに

は気づかなかった自分自身の実践に潜む価値を見いだすこともできる。何か他の行動の選択肢がなかったのかを創造・推測し探究する姿勢も大切。分析するときは単なる反省ではなく、その出来事には何が影響していたのかを多様な観点から分析する。関連する看護やスタッフ教育・管理に関する知識や経験を活用するだけでなく、相手にどうなってほしいと考え行動したのか、日ごろからどんな看護実践やスタッフ教育、管理をしたいと考えているのか、自分の価値観、信念、考えかたの傾向、物の感じかたの特徴などについても考え、何かほかの行動の選択肢がなかったのか、自分に何ができたかを自分に問う。経験があなたに何を学べと問い掛けているか、そのような見方で経験の意味を自分に問い掛けることが重要。

⑤その体験の学びを通して、再び同じような状況に出会ったとき、どう行動したいと考えたかを書く。

なお、リフレクション・シートでは、テーマを自由に表現できるようにしています。自分の経験に名前を付けることは、自分のものとして受け入れていく重要なプロセスであると考えているからです。テーマは日々の実践のなかで「考えさせられた」「悩んだ」「何度も考え直す」「成長させられたと強く思った」などの、インパクトの強い経験から選びます。

研修を企画運営する側の留意点

以下に、看護管理者としてリフレクション研修を企画運営する際の展開方法を提示します。

リフレクション研修では、20分程度の短時間講義の後で、リフレクション・シートを活用し参加者に自己の経験を20 〜 30分かけて省察

してもらいます。研修では多様な意見交換を期待したいので、3〜4人
ずつのグループに編成します。一人の持ち時間は20分程度で、順番に
リフレクション・プロセスに従ってリフレクションを行ないます。

　リフレクションは他者との対話によって深まります。自分の経験を語
り、聞き手が聴き、そして意見交換を行ないます。

自由に語れ、安心できる雰囲気を作る

　リフレクションを深めるには「聴きかた」が重要な意味を持ちます。
自由に語れ、かつ安心できる環境であることが大切です。指導者や管理
者などパワーを持っている人が、「ああすべきだ」「こうすべきだったの
ではないか」「あなたのこれが問題だった」と問い詰めたり決めつけた
りしてはいけません。また改善点を指摘したり、早く問題を解決してほ
しくて一方的なアドバイスに終始したりすることは、話題提供者のリフ
レクションを妨げます。「自分はこう考える」という一人称の意見の出
しかたを心掛けます。

　哲学者の鷲田は「聴くことが誰かの言葉を受け止めることであるとす
るならば、聴くというのは待つことである」[7]と述べています。聴く人
は相手の話をしっかり聴きます。聴いたなかで感じたこと・考えたこと
は返していきます。視点の違いがあれば自分の考えを伝えますが、あく
まで対等な立場で一緒に思考を深めるスキルを身に付ける必要があるで
しょう。このスキルがコーチングスキルです。コーチングスキルを活用
して、学習の主体は誰かを常に考え、語り手の話を最後までよく聴くこ
と、語り手が自らの実践知を言葉に出していくプロセスを邪魔せず、学
習者のリフレクションが深まるような対話を心掛けることが大切です。

スタッフ自らが「振り返りたい」状態への動機づけ

　ただし、リフレクションが専門職の成長に有効であるからといって、
無理やりスタッフにリフレクションを行なわせることは有効ではありま

せん。

　学習ツールとしてリフレクションを身に付けている看護者は、現場で「おやっ？」「あれっ？」「何だか難しいな」「理解できない」などの経験をしたら、自らリフレクションを行なおうとします。しかし業務を覚えることで精いっぱいのときや、多忙な業務に追われているときは、患者の看護や指導、管理などに対してありたい姿・あるべき姿を見失いがちです。また自分がより良い看護者・指導者・管理者でありたいという意志がない場合は、疑問や葛藤や悩みを本人が認識しません。このような状況では、自分の経験のリフレクションを行ない、意味ある経験にすることができません。

　看護者は成人学習者です。リフレクションを自ら行ないたいと思えるような動機づけが必要です。指導者がスタッフに一方的に振り返りをさせるためにレポートを課すと、懺悔文が出てくるだけの結果になりがちです。それでは次の行動につながりません。アクションにつながらないリフレクションには意味がありません。したがって、管理者やリーダーである学習支援者は看護者に対して、リフレクション研修の意義や価値について情報を提供し、動機づけを行なう必要があります。看護者どうしが「このことを一緒に振り返ってみようか？」と呼び掛け、チームでリフレクションを行なう場や機会を持つことが大切です。

　リフレクション研修は、すべてのラダーの段階にいる看護者が立ち止まって自分の看護実践の経験を省察し、学びにつなぐ貴重な場になります。看護者の継続教育やマネジメント能力を高める研修方法としても活用できます。ラダーの段階に応じて繰り返し企画する価値のある研修といえます。筆者らが開催するリフレクション研修[4, 5]に参加した看護師からは「自分を深く見つめる機会になった」「自分とは異なる視点か

らのメンバーの意見に驚かされた」「自分が大切にしているものが何で
あるのかに気づいた」「明日からまた頑張ってみようと思った」などの
声が多く聞かれます。

看護管理者の役割

　本章では看護者の語るナラティブを中心に述べてきましたが、患者や
家族が語る「ナラティブ」も、看護の対象を理解するうえでは必須です。
患者や家族のナラティブを聴くこと、ナラティブを記録することがなけ
れば、看護は人の何を看ているのかと問われるでしょう。日常の忙しさ
を言い訳にするのではなく、看護とは何かを問いつづけることで、看護
記録の工夫にもアイデアが生まれるのではないでしょうか。看護の本質
を見失わないように、看護管理者がどのような看護観・人間観・倫理
感・教育観を持っているのかが問われていると思います。

　看護者がリフレクションできる時間と場をつくると同時に、看護管理
者自らがリフレクティブ・マネジャーとして看護マネジメントのありか
たを振り返りつつ成長していく姿を、看護者に示していくことが重要と
なります。看護を語り・聴くというナラティブを活用する組織文化を醸
成するとともに、その体験のリフレクションを行なう学習を組み合わせ
ることによって、看護の力を引き出すことができると思います。

文献
1)　大久保功子．“看護学とナラティヴ”．ナラティヴ・アプローチ．野口裕二編．東京，勁草書
　　房，2009，100-1，102-3．
2)　野口裕二．“ナラティヴ・アプローチの展開”．野口裕二編．ナラティヴ・アプローチ．東京，
　　勁草書房，2009，1，20-2．
3)　トリッシュ・ギボンズ．“ナラティブで看護実践を伝え，エキスパートナースを育成する”．エ
　　キスパートナースになるためのキャリア開発：P.ベナー博士のナラティブ法とエラー防止．照
　　林社編集部編．東京，照林社，2003，62-6．

4) 下山節子ほか．"①リフレクション研修 ②ナラティブ研修"．自分らしく働くために看護キャリアの描き方・作り方．東京，日本メディカルセンター，2017，120-34.
5) 下山節子ほか．"看護専門職として成長する"．新時代の看護マネジメントとリーダーシップ：人が育つチームを創る！．ナーシングビジネス2012年夏季増刊．大阪，メディカ出版，2012，78-91.
6) Kolb,D, Experiential Learning：Experience as the source of learning and development. Englewood Cliffs NJ, Prentice-Hall, 1984.
7) 鷲田清一．「聴く」ことの力：臨床哲学試論．東京，TBSブリタニカ，1999.
8) 佐藤紀子．ベテランナースの実践知を伝承する：ナラティブを臨床での教育にいかす．インターナショナルナーシング・レビュー．30（1），2007，44-8.
9) 野口裕二．ナラティブとは何か．インターナショナルナーシング・レビュー．30（1），2007，16-20.
10) ドナルド・ショーン．佐藤学ほか訳．専門家の知恵：反省的実践家は行為しながら考える．東京，ゆみる出版，2001.
11) サラ・バーンズほか編．田村由美ほか訳．看護における反省的実践：専門的プラクティショナーの成長．東京，ゆみる出版，2005.
12) 松尾睦．経験からの学習．東京，同文舘出版，2006.
13) 下山節子．プライマリーナースとしてのスタッフ育成．臨牀透析．39（11），2023，1285-91.
14) 下山節子．透析施設で取り組むリフレクション研修．臨牀透析．35（3），2019，263-8.

4章

目標面談・面接の技術

1 面談・面接でスタッフの悩みを聞く心得

中嶋須磨子 なかじますまこ

南東北グループ医療法人社団三成会新百合ヶ丘総合病院　精神看護専門看護師・公認心理師

2001年聖路加大学看護学研究科博士前期課程（修士課程）修了。2004年日本看護協会専門看護師（精神看護）取得。公立学校共済組合関東中央病院、東京大学医学部附属病院でリエゾンナースとして勤務後、2018年より現職。

上司に対する部下の気持ちとは？

　筆者は日ごろ、リエゾンナースとして入院患者の身体疾患に伴う心の問題を扱っています。またそれとは別に、スタッフのメンタルヘルスの相談窓口として職場内の人間関係や仕事上の悩みの相談を受けています。

　基本的に希望者から直接連絡を受けて面接を行なうのですが、悩みを抱えるスタッフが所属する、部署の上司から依頼されてスタッフと面接をすることもあります。そして必要に応じて専門的医療につないだり、本人の承諾を得たうえで業務内容の調整や対応方法などについて看護師長や主任と話し合いを行なったりします。このやりとりのなかで、筆者にはスタッフを心配する上司の気持ちが伝わってくるのですが、当該スタッフからは「話しても仕方がない」「わかってもらえない」「もう話したくない」といった言葉を聞くことが少なからずありました。

　このような残念な状況が生じてしまった一因には、上司がスタッフの悩みを聞く面接の方法に問題があった可能性が考えられます。何が原因

でうまくいかなかったのでしょうか。どのようにすれば効果的にかかわれるのでしょうか。今回はスタッフの悩みを聞くときの心掛けについて、改めて考えてみたいと思います。

このような経験はありませんか？

● 若手看護師から悩み相談を受けた。自分も若いころに同じような経験があったので、その経験談を話してアドバイスしたが、反応は今一つだった。

● 中堅看護師から「相談したいことがある」と告げられたが、業務が忙しくしばらく対応できなかった。数日後に話を聞こうと声を掛けたところ、「もう大丈夫です」と面接を断られた。

● 教育担当のスタッフから新人看護師の対応に苦慮していると相談を受けた。新人看護師と面接し、教育担当のスタッフから聞いた業務中の態度について注意をしたが、その後も新人看護師の言動に変化はみられなかった。

なぜ、うまく聞けないのでしょう？

　私たち対人援助従事者は、困っている人を見たときに「何とかしてあげたい」という思いが人一倍強いと思います。そのため、悩んでいるスタッフがいれば時間を惜しまず親身になって話を聞き、受容や共感をし、知識や経験に基づいたアドバイスをします。しかし、それだけ時間と労力を費やしたにもかかわらず、相談者の悩みが軽減しない、問題が解決に結びつかないなど、期待した成果が得られなかったという経験を持つ方も少なくないのではないでしょうか。

　私たちはなぜうまく話を聞けないのでしょう。臨床心理士の東山紘久

は、そもそも人は「聞く」よりも「話す」ほうが好きだと述べています[1]。確かに他人の話を聞きつづけるのは大変で、聞き手には話す人の考えや気持ちを理解しなければならないという負荷がかかります。また、多くの場合、看護教育課程で「話を聞く」ことについて専門的な教育を受けません。いわば「素のままの自分」で勝負しているのです。そのため、自分の感情や価値観で判断を下したり、話を聞いているつもりがいつの間にか自分が話しているといった状況に陥ったりと、効果的な面接を行なうことが難しいのです。

　人の悩みを聞く面接は、ふだんの会話とは全く違うものです。「コミュニケーション・スキル」という言葉どおり、コミュニケーションは一つのスキル（技術）ですので、正しい知識や心構えを持ってトレーニングすることにより、上達が可能であるものです。

心理面接で心掛けること

　悩みを聞く面接の際に、「聞き手」として心にとどめておくべきことに、次のようなものがあります。

- 基本的な面接の準備
- 聞き役に徹する
- 相談者に興味を持ち相談者の話を肯定的にとらえる
- やたらとアドバイスしない
- 自他の区別をする
- 効果的でない相づちもある
- 相手との関係性に注意する

　では、一つ一つ説明していきましょう。

基本的な面接の準備

　まずは、話を聞くための環境を整えます。プライバシーが守れる場所の確保、相手との適切な距離や緊張感を与えない席の配置などは面接の基本です。また、面接中にアイコンタクトをとり、やわらかい表情、穏やかな口調で、相手の話のペースに合わせてうなずいたり、相づちを打ったりすることは、すでに皆さんは実践されていることと思います。相手とペースを合わせるために呼吸のスピードを合わせ、相手の言動やしぐさに同調する「ミラーリング」で親近感を高める方法もあります（ただし、やりすぎは禁物です）。

　悩みの相談を受けることはかなりのエネルギーを要し、自分自身のコンディションが面接に大きく影響します。体調不良や精神的・時間的余裕がないときは、できれば込み入った相談を受けることは避けて別の日を設定します。とはいえ、悩みの相談にはタイミングが重要なことも多いので、相談者に相談の切迫性を確認する必要があります。

　また、部下の話を長時間にわたり聞いている熱心な上司をときどき見かけますが、一般的に人の話を集中して聞けるのは1時間以内といわれています。それ以上になると集中力が途切れて別のことを考えたり、自分が話したくなったりしてしまいます。話を終えるのが苦手な人は、相談者とおおよその終了予定時間を話し合ってから面接を始めるとよいでしょう。

聞き役に徹する

　面接ではどんな場面であってもまずは聞くことから始めます。少なくとも最初の3分間は「相手の時間」と考えて、途中で遮らないようにします。面接中は、相談者の話す時間を無駄にしないために自分のことを話さないのが基本です。思わず話したい衝動に駆られる場合は、自分自

身の心に話したい気持ちがたまっているときです。親しい人とたくさん話して、気持ちを空にしてから面接に臨んでください。

　また、できるだけ先入観を持たずに聞くことが大切です。先入観や前提は長年培ってきた知識や経験に基づいており、完全に取り去ることはできません。自分が偏った思い込みをしていないかどうか自己点検することが必要です。

相談者に興味を持ち相談者の話を肯定的にとらえる

　悩みの相談を受けるとき、筆者は「相談者の味方でありたい」と願いながら話を聞いています。たとえ相談者の上司の依頼で面接することになったとしても、「今、目の前にいる人」に焦点を当てて話を聞きます。そして相談者の話している言葉の意味・内容を聞くだけでなく、「この人はなぜそのように考えるのか？」「今、なぜこの話をしているのだろう？」「私に何を伝えたいのだろう？」とその言葉の底に流れる気持ちや背景を考えながら、多角的な視点を持って相談者を理解しようと努めます。

　その際、言葉以外の表現にも気を配ります。たとえば、視線、表情、動作、声の大きさや調子、沈黙やためらいなどです。非言語的表現は言語以上に相談者の真意を知る手がかりとなることがあります。

　相談者は、聞き手が自分の話にあまり興味を持っていない、否定的に聞いている、ということに驚くほど敏感です。そしてそう感じると話す気持ちは失せてしまいます。相談者の話を肯定的にとらえるとは、相談者の話に同意することではなく、相談者の話したことを相談者のこととして認めること、つまり「受容」と「承認」です。

　しかし、相談者の身勝手な発言に怒りを覚えることや、どうしても好きになれないと否定的な感情を持つこともあります。そんなときにはそ

ういった感情を持つ自分を素直に認めたうえで、どのようにその感情を取り扱うかを考えます。これを自分一人で解決することは容易ではないため、できれば精神・心理の専門家や信頼できる上司や同僚などに、相談内容も含めたスーパービジョンを受けることをお勧めします。

やたらとアドバイスしない

　面接は相談者が自らの力で問題解決していくことを支援するものであり、聞き手がアドバイスするものではありません。聞き手にとっての最良の解決策であっても、相談者にとってそうであるとは限りません。相談者がいったんアドバイスを受け入れたとしても納得できていないことも多く、実行に移される可能性もそう高くありません。

　もちろん、聞き手が自分の考えやアドバイスを絶対に言ってはならないということではありません。相談内容や提案のしかたによっては、聞き手の意見が新たな気づきのきっかけになることもあります。

　しかし、アドバイスは相談者の自己解決を邪魔する恐れがありますので、やはり聞き手がアドバイスしないに越したことはありません。どうしても相談者の判断に任せられず口出ししたくなるときは、聞き手の不安が大きいのかもしれません。

自他の区別をする

　たとえば主任であるあなたにスタッフが「看護師長さんって、ひどいと思いませんか？」と言ったとします。あなたは看護師長のことをひどいとは思っていません。そのとき、どのような反応をしますか？

A：そうよね。
B：私はそうは思わないけど。
C：そんなふうに言うもんじゃないわよ。

Aの返答は、一見するとスタッフに対して共感的ですが、自分の本心とは違うため、嘘をつくことになるのではないかとか、自分もそう思っていると受け取られるのではないかなどと不安になります。これでは聞くことよりも自分を守ることが優先されてしまいます。Bの場合、自分の気持ちには正直ですが、自分の意見を言う立場になってしまい、聞き役に徹しているとはいえません。Cの場合は、たとえ親切心で注意したとしても、スタッフにとっては説教のように感じられ、それ以上相談する気持ちはなくなるでしょう。

　素直に聞けないのは、自分の感情と相手の感情が混ざってしまうからです。特に自分と関係が近い人の話であればあるほど、冷静に聞くことが難しくなるのが人情です。基本的なことですが、「相手の感情は相手のもの、自分の感情は自分のもの」と肝に銘じておくことが必要です。

　また、この例では、スタッフが本当にあなたの答えを聞きたいと思って質問しているかどうかも検討の余地があります。というのも、人は自分が聞いてほしい話を進めるために、相手に質問することが多いからです。ですから、まずは「そうねぇ」とか「ふーん」などと、少し考える間を置いて様子をみてもよいと思います。

効果的でない相づちもある
「つらいですね」を多用しない

　相談者のつらい状況や思いに共感して「それはつらいですね」と相づちを打つことがあると思います。それ自体は決して悪いことではないのですが、聞き手に「つらいですね」と繰り返し言われると、「やっぱり他人からみてもつらい状況なんだ」とつらさが刷り込まれて、かえって相談者のつらい気持ちが増してしまう恐れがあるので要注意です。

　1970年代に米国で提唱された「解決志向ブリーフセラピー

(Solution-Focused Approach)」という心理療法があります。その名のとおり、解決に焦点を当てたアプローチ法なのですが、そのなかの有効な質問の一つに「コーピング・クエスチョン（サバイバル・クエスチョン）」があります。

「そんな大変な状況で、よく頑張ってこられましたね。どうやって対処してこられたのか教えていただけますか？」と尋ねるのです。相談者をねぎらうとともに、その人が持っている力や強みを信じて、相談者自身が気づくような相づちを工夫します。

「わかります」と簡単に言わない

この言葉は、精神・心理の専門家はほとんど使わないのではないかと思います。日常の軽い話題であれば「わかる」と言われればうれしいかもしれませんが、心の悩みや問題を「わかる、わかる」と言われたらどうでしょうか。「自分が悩んできたことがそんなに簡単にわかるはずがない！」と心の奥で反発したくなってもおかしくないでしょう。

日本の精神分析学の先駆けであった土居健郎は「わかる」ということについて次のように述べています[2]。

「面接によって相手を理解しようというからには、もっと深い意味で『わかる』ことでなければならない。（中略）まず、何でも彼でもわかったつもりになるのを止めることから始めねばなるまい。簡単にわかってしまってはいけないのである。言いかえれば何がわかり、何がわからないかの区別がわからねばならない」

相手との関係性に注意する

上下関係に陥りがち

相談する側と相談される側（聞き手）は本来、人として対等な立場であるはずです。しかしながら、相談者は聞き手に対して「悩みを聞いて

もらう」「自分で解決できない問題について相談に乗ってもらう」など
と考えがちです。ひょっとすると聞き手も知らず知らずのうちに「相談
に乗ってあげる」といった「上から目線」になってしまっているかもし
れません。相談を受ける側は無意識のうちに上下関係に陥りやすいこと
を認識しておく必要があります。

　この上下関係を解消する方法の一つとして、筆者は問題の外在化を意
識しています。これは、問題を相談者から切り離して外に出し、相談者
が聞き手とともにその問題を眺め検討するといった考えかたです。聞き
手が相談者の横に並んで「同伴者」となるイメージを両者が持つことで、
対等な関係を維持する可能性が高まると考えています。

侵襲の恐れがある

　聞き手がしっかりと相談者の話を聞いたとき、相談者の心は無防備な
状態となります。そこには聞き手が相談者の心を侵襲するリスクが潜ん
でいます。

　皆さんは「ヒュブリス」という言葉をご存じでしょうか。「ヒュブリ
ス」とは聖書の言葉で、「傲慢」「おごり」と訳されます。

　精神科医の中井久夫らは「人間を変えるほど面白いことはない。この
誘惑に屈しないことが大事である」と述べています[3]。さらに精神疾患
患者の治療に関して、「患者が変わるのであって、医療者が変えるので
ない。医療者は患者が変わる際の変化を円滑にし、方向の発見を助ける
『よき触媒』であろうと願うのが許される限度である」とも述べていま
す。

　このことは、「患者」対「医療者」だけでなく、「スタッフ」対「看護
管理者」にも当てはまると思います。筆者が相談を受けた結果、相談者
の悩みが軽減したり、問題が解決に向かったりするときは、「自分は何
もしていないなあ」と感じることが多いものです。それは相談者が自分

自身で答えを見つけたからに他なりません。

＊

ではここで、冒頭に挙げた「このような経験はありませんか？」という問いに、少しだけコメントを加えましょう。

このような経験はありませんか？

若手看護師から悩み相談を受けた。自分も若いころに同じような経験があったので、その経験談を話してアドバイスしたが、反応は今一つだった。

　　▶自分の経験からアドバイスしても相手には当てはまらないことが多いことを知っておきましょう。

中堅看護師から「相談したいことがある」と告げられたが、業務が忙しくしばらく対応できなかった。数日後に話を聞こうと声を掛けたところ、「もう大丈夫です」と面接を断られた。

　　▶悩みの相談はタイミングが重要です。急を要する相談なのか、少し余裕があるのかを確認しましょう。

教育担当のスタッフから新人看護師の対応に苦慮していると相談を受けた。新人看護師と面接し、教育担当のスタッフから聞いた業務中の態度について注意をしたが、その後も新人看護師の言動に変化はみられなかった。

　　▶まずは目の前にいる新人看護師の味方になって話を聞くことから始めましょう。

文献
1）東山紘久. プロカウンセラーの聞く技術. 大阪，創元社，2000，8.
2）土居健郎. 方法としての面接. 新訂. 東京，医学書院，1992，28-9.
3）中井久夫ほか. 看護のための精神医学. 東京，医学書院，2001，225.
4）森俊夫ほか. 解決志向ブリーフセラピー：森・黒沢のワークショップで学ぶ. 東京，ほんの森出版，2002，148.
5）平木典子ほか. カウンセラーのためのアサーション. 東京，金子書房，2002.

2 意欲を引き出し成長を促す 目標管理面接での話しかた

川﨑つま子 かわさきつまこ

大坪会グループ看護局　看護局長

1978 年国立埼玉病院附属看護学校卒業。1990 年大宮赤十字看護専門学校専任教師。1998 年大宮赤十字病院看護師長・看護副部長。2008 年小川赤十字病院看護部長。2010 年東京医療保健大学修士課程（看護マネジメント学コース）修了。2011 年足利赤十字病院看護部長。2014 年国立大学法人東京医科歯科大学医学部附属病院副院長兼看護部長。2022 年 4 月より現職。

　看護管理者とは「話す」仕事といっても過言ではないほどに、看護管理者には「話す」場面がとても多くあります。話す相手もスタッフや上司、患者やその家族だけではなく、他職種、派遣職員、業務委託職員、院外の施設の職員、業者の方々と、広範に及びます。看護管理者の「話す技術」が、看護管理に大きく影響を及ぼすことは明らかです。なかでもスタッフとの良質なコミュニケーションは、部署運営には欠かせない重要な要素であり、スタッフのキャリア支援にも大きな影響を与えます。

　筆者はこれまで看護部長として、三つの施設でたくさんの看護管理者と一緒に仕事をしてきました。看護管理者やスタッフとも数多く面接を行なってきました。本項では筆者自身のこれまでの経験をふまえて、看護管理者の重要な仕事である目標管理の場面で、スタッフの意欲を引き出す面接時の「話す」に焦点を当てて考えてみたいと思います。

看護管理に目標管理を導入する目的

　看護管理に目標管理が導入されてから久しいですが、目標管理を厳密に運営している施設は少ないのではないかと考えます。目標管理の目的は、▷組織の改革や改善を図る　▷個人の成長や育成を図る　▷人事考課制度に活用する ── の三つだと考えます。

筆者が実施してきた目標管理年間計画

　下記は、筆者がこれまでに実践してきた目標管理のプロセスを簡単に整理したものです。

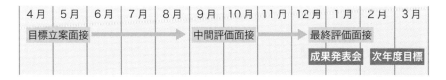

　年度末の2月に次年度の看護部目標を設定し、3月には各看護管理者が管轄している部署の目標を設定します。そしてその目標をもとに、各個人が取り組む個人目標を設定します。個人目標には「組織目標に連動した目標」と「個人のキャリアに関係する目標」の二種類があります。

　看護管理者はスタッフが目標を立案する際に目標立案面接を実施し（4～5月）、スタッフ個々のレベルや役割に対応した目標であるのかを確認します。スタッフによってはなかなか目標を立案することができない者もいます。その際には面接を通じてスタッフの状況を整理し、適切な目標が立案できるようにサポートします。今後の目標達成に看護管理者が深くかかわるためには、立案段階で介入することは重要です。次に目標達成のための計画を立てます。その後、計画に沿って目標達成に向

けて取り組みます。

　年間目標について筆者がスタッフと協調している点は、実践期間を9〜10カ月程度とし、そのなかで達成できる内容にすることです。まるまる一年かけて取り組む計画を立てると、十分な評価がなされないままに次年度の計画を立てることになるからです。

　また、計画まではきちんと立案できたのに、なかなか実践に着手しないスタッフもいます。そこで、年度の中間までの評価をする中間評価面接の実施が重要になります。目標が達成できなかったスタッフのなかには、中間評価をしないままに最終段階に至ってしまったケースもありました。

　そして年度末に最終評価についての期末面接を行ないます。そこで達成度と次年度の課題を明らかにして、目標管理は終了します。

目標管理と人事考課

　筆者が勤務した施設では、目標管理を人事考課と連動して運営していました。そのため看護管理者には責任が重い負荷のかかる業務となっていました。

　個人的には、目標管理と人事考課制度を連動させることには違和感があります。看護という仕事は、単独で実施することは少なく、チームや他職種と協力して達成するものが多くあります。個人技で行なえる業務はかなり限られています。また、人材育成の点で役割として行なってもらわなければならない業務も数多くあります。

目標管理面接の実際

　筆者は看護部長として、看護管理者である副看護部長と看護師長の目標管理を担い、目標管理面接を行なってきました。看護管理者の目標管理面接は年3回（目標立案、中間評価、最終評価）実施します。面接時間は1時間を予定しており、前半に看護管理者に現在の取り組みと課題について話してもらい、後半に看護部長としてアドバイスを行なう形をとっています。

　面接の前半は「積極的傾聴法」を活用し、後半は「話す技術」を使うことを心掛けています。面接場所は個室である看護部長室で行ないますが、ときに看護師長の部署まで出向き、看護師長自身に場の設定をしてもらうこともあります。それぞれにメリットとデメリットがあり、特に目標立案面接では部署に出向く形をとります。部署に出向くことによって、筆者は部署やスタッフの様子を見ることができ、看護師長の場の設定も確認することができるからです。また、看護師長にとってはスタッフに看護師長も上司の目標管理面接を受けていることを知ってもらう機会となります。

　内科病棟で看護管理者として勤務しているベテラン看護師長のAさんとの面接は、何年経っても忘れることができません。筆者は前述したように、前半はAさんの話に耳を傾けていました。Aさんは早口で自身が取り組んでいる看護管理について話しはじめました。筆者の反応など気にする様子もなく、次々に用意していた内容を話しました。その話は30分が経っても終わる気配もなく続きました。約43分が経過したところで、用意していた話が終わり、やっと筆者に視線を移し、Aさんの顔には笑顔がみられました。筆者が思わず「43分間お疲れさまでした。

お話はすべて終わりましたか」と話すと、きょとんとしていました。これを受けて筆者は急遽その日用意していた話題はやめて、「面接のしかた」について話しました。筆者はＡさんの誠実で何事にも熱心に取り組む姿勢を評価する反面、自分の思いが強すぎて少し余裕のない管理をしていることが気になっていました。その後、Ａさんは優秀な副看護部長へと成長しています。

目標管理面接の話しかたと注意点

話しかたの前に

　目標管理面接の際の話しかたについて、筆者の経験をもとに考えてみますが、話しかたの前に、押さえておかなければならないことがいくつかあります。

集中して「聴く」

　面接では、「話す」ことよりも「聴く」ことに神経を集中させるのが基本です。自分の考えや気持ちをしっかり聴いてもらえたと思える体験は、安心感につながり、心の開放を促します。その結果、上司への信頼が深まります。

　看護管理者は一生懸命なあまり、話すことに集中しがちですが、意識して聴くことに集中してほしいと考えます。

面接する環境に気を配る

　次に重要なことは面接の場づくりです。しっかりと面接に集中できるように、時間と場所を確保する必要があります。間違っても立ち話や何かをしながらの面接は禁忌です。あるとき「うちの師長さんは面接をしてくれない」というスタッフの声を聞き、看護師長に確認すると、「私は忙しいなかでも面接をしています」と言われたことがあります。詳し

く聞いてみると、面接の場の設定をしないまま立ち話的な面接で済ませていることがあったようです。

　それでは具体的に「話しかた」のポイントと注意点についてお伝えしていきましょう。

話す内容を絞って話す

　スタッフと話す時間がなかなかとれない場合には、1回の面接であれもこれも話そうと考えることがありますが、それは却って逆効果です。スタッフからすると「面接が終わってみたら、たくさん言われたので何を言われたのか印象に残っていない」ことにもなりかねません。相手の心に届かせるためには、できるだけ伝えたいことを絞って話すことが重要です。

わかりやすいように具体例を織り交ぜながら話す

　心に残る話には物語があります。看護師長自身の経験談や具体的な出来事を交えながら話すことによって、話した内容がイメージしやすくなります。「師長さんもスタッフ時代にそんな体験をしたのか」「師長さんはその問題をそうやって克服したのか」といった共感の気持ちが芽生えると、より深く理解できるようになります。しかし、看護師長の自慢話や自分のことばかり話しすぎるのは問題です。筆者は以前、「師長さんに相談したが、師長さんの話が長くて途中で嫌になった」という相談を受けたことがあります。

結論から話す

　話は結論から話すように心掛けます。結論から話すことによって、聞く側は話の内容があらかじめわかり、理解しやすくなります。話す側に

とっても、結論を先に述べることで話が横道にそれるのを防ぎ、話の堂々巡りを避けることができます。特に、相手に行動変容をしてもらいたいことや、注意してほしいこと・具体的に協力してもらいたいことを伝える場合などは、相手に明確に伝えることが重要です。

「看護管理者が何を言いたいのかわからなかった」というスタッフの声の原因には、看護管理者の状況説明が長く、なかなか結論に至らなかったということもあります。特に相手に対して注意や依頼をする場合などの場面では、結論を言い出しにくい心理が働きますが、結論をはっきり言わずに曖昧な状態で話を終わらせることは避けるべきです。

ゆっくりとしたスピードを意識して話す

話すスピードは人によって違います。相手に届く話しかたをするには、ゆっくりと話すことを心掛ける必要があります。相手が聞き取りやすい話のスピードは、一分間に300文字といわれています。自分の話すスピードを知り、他人から「早口だね」と言われている人は特に意識して、ゆっくりと話すようにします。話すことに夢中になり、ついつい早口になることがありますが、興奮しているときこそメタ認知を働かせて、意識的にゆっくり話すことを心掛けます。

抑揚をつけて話す

話すスピードと同じく大切なのが抑揚です。スピードが適切でも、同じトーンで話されると頭に入ってきません。そればかりか、そのような話しかたでは少しも印象に残らず、聞いているうちに眠くなった経験がある人も多いのではないでしょうか。話の内容に合わせて声のトーンを変えて話し掛けるようにすると、相手の心に届くことができると考えます。

ネガティブな話で終わらないようにする

　面接の内容は必ずしも相手に心地良い話ばかりではありません。相手に注意を促し、強く指導をしなければならないことも多々あります。そのような話題は、面接の最後ではなく、なるべく早い段階で話すことをお勧めします。ネガティブな話で終わると気まずさが残り、それまでどんなにポジティブな話をしていたとしても、そのことが残らなくなってしまいます。相手との良好な関係を保つためにも心掛けたい点です。

　筆者の場合、事実確認を行なった後に必要な注意を促し、今後もサポートする旨を伝えてその話は終わります。その後、話を切り替えて次の話題に進むようにしています。

話した後に相手の反応を確認する余裕を残しておく

　筆者は治療的コミュニケーションの重要性を学んでから、看護師のコミュニケーションは、単なる情報交換や人間関係構築の手段にとどまるものではないと考えています。コミュニケーションによって相手の問題が解決へとつながり、コミュニケーションを通して相手の心が癒され、勇気や元気を与えるものでなければならないと考えています。当然、部下に対する面接でも「師長さんと話してよかった」「安心した」「見守られている感じがした」と感じるものであってほしいと考えます。

　そのためには話すことに集中するのではなく、話した後の相手の反応を受け取る余裕を残しておくことが大切です。そうすることで、仮に相手に誤解を生じさせるようなことがあっても、相手の反応を受け止め、即座に修正を加えることができ、謝ることもできると思います。

看護管理者が気をつけるべき態度

　スタッフは、看護管理者が発する話だけに注目しているわけではありません。看護管理者の日ごろの言葉遣いや立ち居振る舞いのすべてを見ています。最近はSNSの普及によって、スタッフが見聞きした体験がその日のうちに他のスタッフに伝えられ、多くのスタッフが知っているといったこともよくあります。特にスタッフが体験した負の感情は、SNSを通じて瞬時に他のメンバーに伝えられます。他部署の情報も想像以上にスタッフが知っていることに、驚かされます。いわば、スタッフは実際に自分が体験していないことについても、別のスタッフを通して疑似体験をしている状態にあるようです。

　IT化が進んだ時代の看護管理者は、このようなことも意識して情報管理にあたる必要があります。そして、目の前のスタッフの向こうにいる別のスタッフにも影響を及ぼしていると考える必要がありそうです。

　言葉遣い以外の、立ち居振る舞いや態度も重要になります。人には、自分でも気づかない癖があります。筆者の過去の失敗談ですが、あるスタッフに「師長さんは男性看護師には甘いですよね」と言われたことがあります。自分では気づかなかったのですが、女性看護師よりも男性看護師のほうが話しやすく感じていたのは確かでした。自身の息子を育ててきた経験から、若い男性に接するのは比較的慣れていたことも関係していました。また、スタッフのなかには、話しやすいスタッフとそうでないスタッフがいることも事実です。自身のこうした傾向を知っておくことはとても重要で、知っていれば意識して接することができます。

　看護管理者はスタッフに360度みられていると意識して、自身の言葉遣いや立ち居振る舞いに気を遣いながら、スタッフとの適切な距離感

を保ってほしいと考えます。

＊

　看護管理者のスタッフへの影響は、自身が想像する以上に大きいことを自覚する必要があります。看護管理に正解はありません。状況によって常に変化しつづけています。看護管理者は、自身の体験をリフレクションして、看護管理能力を高めていく努力を続けてほしいと考えます。特に人間関係の質を向上させることは重要となります。看護管理者の皆さんには、これからも自己研鑽に励み、成長しつづけていただきたいと願っております。

3 目標管理に差がつく!
面談・会議前の段取り

永井則子 ながいのりこ

有限会社ビジネスブレーン 代表取締役

1980年東京薬科大学卒業、同年に東京急行電鉄株式会社東急病院に薬剤師として勤務。1991年企業コンサルティング会社に入社、1994年ビジネスブレーン設立、1998年法人化。医療・介護職場の研修講師、ブレンデッド教育プログラムを提案するコンサルタント、会議ファシリテーターとして活動。

目標管理とは

　目標管理は、1954年にP・F・ドラッカーが著書「現代の経営」で目標による管理（Management by Objectives）を提示したことに始まるとされています。それまでの管理は、「組織目標達成のために個人目標を犠牲にし、その対価として賃金が支払われる」という考えかたでした。ドラッカーの「組織目標と個人目標は対話により共存（統合）できる」という考えかたは、その当時革新的だったといえます（**図表1**）。

図表1 目標管理の考えかた

目標管理以前の考えかた		目標管理の考えかた
● 組織目標達成のために個人目標を犠牲にする ● 上司と部下は指示する人と従う人の関係である		● 組織目標と個人目標は対話により共存（統合）できる ● 目標は自己統制をする ● 職員も経営に参加する

図表2 目標管理の管理フロー

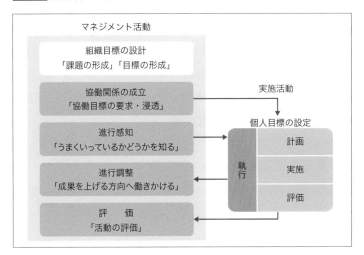

「共存（統合）」とは、一方的な「支配」でも、互いに不満を残しながらの折衷的な「妥協」でもありません。双方が対話を通して納得できる「創造的な解決策」を見いだすことを意味します。それは、「働きかた改革」が社会的テーマとなり、部下の権利意識が高まる現代に不可欠な考えかたです。本項ではそのような視点に立ち、目標管理に生かせる「面談・会議前の段取り」を解説します。

　目標管理のマネジメントサイクルは従来と同様です（**図表2**）。異なるのはプロセスにおける管理者の姿勢です。

　このプロセスにおいて管理者が意識すべきことは以下の四点です。

①目標達成への協働関係を確立する

②スタッフの意思を尊重する

③スタッフを経営に参加させる

④スタッフに自己管理させる

①が目標管理において最も大切な要素です。協働関係を確立させるためには、まず目標管理のスタートである部署の目標設定会議でのかかわりかたがポイントになります。具体的な事例を交え、有益な会議にするための「段取り」について解説していきます。

協働関係形成のための会議

事前の会議案内で進行をスムーズにする

　会議が失敗する要因の一つに「スタッフが会議の目的や流れを理解していない」ということが挙げられます。これらを回避するために、会議案内では会議の趣旨や目的、流れ「OAAR」[注]をきちんと共有するようにします。それにプラスしてプレゼンテーション資料などを添え、あらかじめ目を通すことをスタッフに依頼しておくと、会議がスムーズに進行します。

関係性を構築するための手法を活用する

　目標設定会議では、管理者と部下の心理的距離を縮め、円滑に対話できる環境を作ることが肝心です。そのためには「リーダーズインテグレーション」という手法が有効です。

　リーダーズインテグレーションとは、欧米企業で新任管理者が部下との関係性を構築するためによく用いるもので、サンフランシスコ州立大学の心理学者ジョセフ・ルフト（Joseph Luft）とハリー・インガム（Harry Ingham）が発表した「対人関係における気づきのグラフモデル（ジョハリの窓）」（**図表3**）を展開するための具体的な手法です。対話を通してリーダー（管理者）とスタッフの意思疎通を図り、スタッフ間の結束力を高める効果があります（**図表4**）。これは、管理者自身が

図表3 ジョハリの窓

	自分が知っている自分	自分が知らない自分
他人が知っている自分	フィードバック 開放の窓 (open self) ➡	盲点の窓 (blind self)
	⬇ 自己開示	
他人が知らない自分	秘密の窓 (hidden self)	未知の窓 (unknown self)

自分から見た自己と、他者から見た自己の情報を分析して四区分した心理学モデル

図表4 リーダーズインテグレーションによる対話

①ファシリテーターから説明	● リーダーズインテグレーションの趣旨の確認 ● 対話の流れの説明
②リーダー（管理者）のプレゼンテーション	● 自己紹介 ● これまで取り組んできたこと ● 事業戦略と方針の説明
③リーダー退出	● 別室にて待機
④スタッフの意見出し	● リーダーについて知っていることの共有 ● リーダーについて知りたいこと ● リーダーに知ってほしいこと ● リーダーのために私たちができること ※壁に貼った模造紙に書きとっておく
⑤スタッフ退出	● 別室で休憩時間
⑥リーダー入室	● スタッフが出した意見を確認、回答の検討
⑦スタッフ入室	● リーダーからの回答を得る ※ファシリテーターは状況により補足などの支援
⑧ダイアログ	● ファシリテーターの支援で意見交換

注：O（object：目的）／A（arrangement of task：役割分担）／A（agenda：プラン・計画）／R（rule：規則）

部署目標と看護部目標をすりあわせる際などの、看護部長や院長といった上位者と意見交換する場面にも活用できます。

　リーダーズインテグレーションを通して、管理者に抱いていたイメージが覆ったり、新たな発見が生まれることで、スタッフは管理者の主張の背景を理解して納得感を得やすくなります。

質問の質を高めて会議の質を上げる

　会議での対話が生産的なものになるか否かは問いに左右されます。

　たとえば「師長は現場が忙しいことをご存じですか？」という質問がスタッフから出ることがあります。YESかNOで回答できるクローズドクエスチョン（閉じた質問）は生産的な対話に結び付きません。このような場合は、質問者に「この質問の意図は何ですか？」と確認してみることが大切です。質問者は「何を目的とした会議か」に立ち戻ることでしょう。

　この質問では「現場が多忙を極めていることはご存じだと思いますが、それを押してもこのプロジェクトを進める意図を聴かせてください」という質問に変えると、回答者も答えやすく、対話がより活性化します。

　一方でオープンクエスチョン（開いた質問）をする際にも注意が必要です。たとえば「why（なぜ）」で質問すると相手は「責められている」と感じます。「what（何を）」や「how（どのように）」で質問するとよいでしょう。

思考・対話が停滞する質問

- ○○を知っていますか？
- なぜ○○しないのですか？
- ○○をすることの意義は何ですか？

> **思考・対話が活性化する質問**
>
> - なぜ〇〇しないといけないのですか？
> - 〇〇についてどう感じていますか？
> - 〇〇に踏み込まない背景は何ですか？

　会議では互いに質問の質を高めあいながら、より生産的な意見交換の場を目指していきましょう。

対立する主張は二分法で考える

　冒頭にも説明したように、目標管理は「組織目標と個人目標が対話により共存（統合）」することが必要不可欠です。ドラッカーが師と仰いだメアリー・パーカー・フォレットは「対立からの統合」で創造的管理法を唱えています。主張の対立が表面化したときこそが統合のチャンスであるとの考えかたです。

　会議で対立する意見が挙がったときの進めかたを、事例に沿ってみてみましょう。

> **事例**
>
> 　勤務する病院ではコロナ禍で面会が全面禁止となりました。この状態が長期化するなか、病院のミッション「患者のウェルビーイングの実現」に向けて「オンライン面会を導入する」との方針が院長から示されました。この方針を目標管理にも反映したいと師長は考えています。

　このような場合、必ずといっていいほど「私はICTに弱い」「業務が煩雑になる」など戸惑いの声がスタッフから挙がります。このようなときは、はじめから反対意見にも理由があることを認め共有するようにし

ます。

二分法で双方の主張の背景を共有・尊重する

　二分法とは、「賛成vs.反対」のような立脚点で、それぞれの主張の背景を冷静に共感的に理解しながら整理する方法です。

オンライン面会に賛成の意見
①家族との面会は、疼痛緩和や認知症予防の効果が立証されている
②クレーム対応に時間が割かれている
③家族の不安感が不信感に変化している
④面会不可になり食欲不振を招くケースが出ている。私たちは家族の代わりにはなれない
オンライン面会に反対の意見
⑤認知症患者はオンラインでは認識できないケースも多い
⑥タブレット端末等の操作に人員がとられる
⑦守秘義務などのリスク対策に不安がある
⑧アプリの操作のしかたがわからない

---

　①〜⑧の意見は、いずれも「確かに」と、その立脚点に立てば理解できる意見です。

チームのミッションを確認する

　ここまで対話が進んだら「チームのミッション」を確認します。このケースでのミッションは、「患者のウエルビーイングの実現」です。そのために譲歩できない意見を洗い出します。

　達成手段はさておき、「コロナ禍における安全な面会」には合意できるものと思います。つまりは「コロナ禍における安全な面会」が目的です。

　そのための真の問題は何かを考えていきます。たとえば

- 従来の面会方法やオンライン面会の代替案はないか
- 新たな面会方法により生じる問題への解決策はないか

すると以下のような提案が出てきます。

- 面会予約は事務部門にタスクシフトしてはどうか
- まずは「窓越し面会」を実施してみてはどうか
- オンライン面会は実施日や時間を絞り込んではどうか
- オンライン面会は完全予約制にしてはどうか
- 移動が難しい患者のみオンライン面会にしてはどうか

これらの提案から、以下のような目標を作成することができます。

看護部目標
- コロナ禍における安全な面会を提供する

病棟目標
- 窓越し面会を提供する
- 一部オンライン面会を提供する

個人目標a
- 窓越し面会の場所を決める
- 面会に関する新ルールを作成する

個人目標b
- 新たな面会方法でサービスを提供する

　「AかBか」の二者択一ではなく、対話プロセスを通してどちらも妥協することなく、新しい価値を創造することが「創造的管理法」だとフォレットは唱えています。対立する意見が出たときは、二分法をもとに意見を創造的に発展させ、まとめ上げていくとよいでしょう。

対話サイズと会場レイアウトを工夫する

　どんなに入念に準備しても、会議の場で発言するときは誰でもエネルギーがいります。そのハードルを乗り越えるための工夫が、対話のサイズと会場レイアウトです。

対話サイズの工夫

　会議では参加人数が増えるほど警戒心や依存心が出やすくなり、発言が不活性化しがちです。そのようなときには**図表5**のようにグループサイズを少しずつ大きくする方法が有効です。グループサイズはその場に合わせて柔軟に変更していきます。

会場レイアウトの工夫

　グループサイズを変えるだけでは場が活性化しないことがあります。そのようなときは、会場レイアウトを検討することも重要です（**図表6**）。

　たとえばプレゼンテーションの場合はシアター型やレクチャー型が集中できます。机は心理的距離に影響します。またグループサイズを変更するときに、机は障壁になりがちです。

　一方で、資料が多い、小グループでの作業が伴うなどの場合には、机が必要となります。

図表5 対話サイズの変更

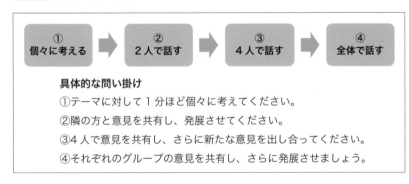

図表6 会場レイアウトの例

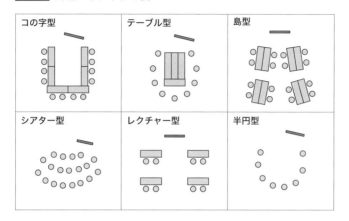

アイデアが湧き出る面談

　部署目標が設定できたら、個人目標を設定する段階へと進みます。目標面談には①目標設定面談 ②進捗確認面談 ③指導面談 ④評価面談 ── があります。③に関しては問題がなければ実施しないこともあります。以下に具体的な事例を交え、効果的な面談にするための「段取り」について解説していきます。

面談案内で事前準備を呼び掛ける

　面談の前には必ず以下の面談案内を提示して、要件を明確にしておきましょう。

面談名
　面談の種類を明確にする
面談の目標
　面談のゴールを具体的に示す

特に事前準備は大切です。「スピーチロック（言葉による抑制）をなくす」という目標を立てておきながら、現在の状態を聴くと「忙しくて調査していないのですが、きっとないと思います」との返答では残念な面談に終わります。「あらかじめ決めていたチェックリストを活用して結果を測定しておく」などと、明確に事前準備の指示を出しましょう。

SNSを活用した面談を検討する

COVID-19感染拡大のなかで、当初はさまざまな会議や面談が先送りされてきました。しかし看護教育にもデジタルトランスフォーメーション（DX）が目を見張る勢いで導入されはじめている今、共有アプリなどのSNSの活用も検討しましょう。

たとえばUMUというアプリケーションは、学習と学習状況共有をサポートするクラウドサービスです。進捗確認面談や指導面談においては、スタッフにこのアプリを使い取り組み状況を動画で報告してもらいます。どのように目標達成に向けて取り組んだかなど、文字からだけでは伝わらない目標達成に向けたプロセス情報を得ることができるため、効果的な面談につながります。またこの内容はスタッフどうしも共有できることから、相手の取り組み状況を知る機会にもなります。

「気づき」を得られる指導面談にする

変化の速い現代においては、環境変化に適応すべく自らの考えかたを

アップデートできる人材を育成することが求められます。指導面談は、良い結果が出ていない場面でタイムリーに実施すること、「反省の場」ではなく「発見・気づきの場」にすることが大切です。

まずは現状を共有する

前出の「スピーチロックをなくす」という目標への指導面談について考えてみましょう。具体的なクレームが発生する前の段階で面談を行う場合には、会話の切り口をあらかじめ考えておく必要があります。

「『スピーチロックをなくす』が目標となっていますが、達成率を100％としたとき、現在は何％達成できていますか？」と質問します。このとき相手が「80％です」と予想以上に高い評価を述べても、指導面談時には気にとめる必要はありません。残りの20％はどのような問題があるのかについて聞き出すことが目的だからです。

思考の伴走者として寄り添う

指導面談時において反省を求める質問は厳禁です。DLTGサイクル（**図表7**）を使ってスタッフの思考の伴走者となれるような面談を行ないます。

図表7 DLTGサイクル

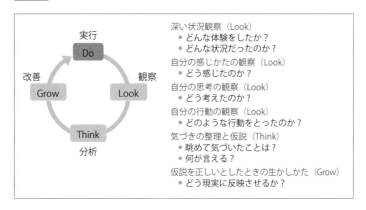

実行　Do
観察　Look
分析　Think
改善　Grow

深い状況観察（Look）
* どんな体験をしたか？
* どんな状況だったのか？

自分の感じかたの観察（Look）
* どう感じたのか？

自分の思考の観察（Look）
* どう考えたのか？

自分の行動の観察（Look）
* どのような行動をとったのか？

気づきの整理と仮説（Think）
* 眺めて気づいたことは？
* 何が言える？

仮説を正しいとしたときの生かしかた（Grow）
* どう現実に反映させるか？

以下の事例でみていきます。

スタッフ「朝、患者さんが便をこねて口にもっていこうとしていたので
『汚い、そんなの食べたらだめでしょう』と叱ってしまいまし
た……。どのような対応をすればよかったのでしょうか？」

まずは相手を承認する

まずは「大変だったわね」とねぎらいの声掛けをします。

事実を正確に把握する

管理者　「手に便がついたとのことだったけど、そのときのことをもう
少し詳しく話してもらえますか？」

スタッフ　「便失禁していましたので……（状況説明が続く）」

行動の理由をできるだけ多く考えてみる

管理者　「どのような理由で便を触ることになったのでしょうか？　で
きるだけたくさん挙げてみましょうか」

スタッフ　「お尻が気持ち悪かったのでしょうかね（その他の理由もい
くつか挙げてもらう）」

推測が正しいと仮説して対応策を考える

管理者　「お尻が気持ち悪いので何だろうと思って確かめたら手に何か
ついてきた。これ何だろうと確かめようと口に持っていった。
なるほど、その推測が正しいとしたらうまく対応できそうです
ね。たとえばどうすればよいですか？」

スタッフ　「『便が出てお尻が気持ち悪かったのね。手も汚れましたね。
きれいにしましょう』と伝えるのがよいですね」

相手を承認する

管理者　「なるほど。ではその方法を試してみますか？」

スタッフ「はい！」

　私たちの主体的な行動は「承認されている」「現状がはっきりしている」「明確な目標がある」ことを基盤としています。面談時にはこれらの基盤がきちんと整っているかを確認することが大切です。

評価のもととなる測定内容を伝える

　評価面談では「目標を達成できたかどうか」の話題に終始しがちです。しかし目標管理の本来の目的は、主体的な行動を引き出すことです。「良い」「悪い」という評価を伝えるだけでは、「何を続けたらよいのか」「今後何を変えていくべきなのか」の情報が不足しており、行動コントロールにはつながりません。評価のもととなる測定内容を、面談時に併せて伝えると効果的です。

	定義	特徴
評価	測定や質的記述の結果に価値判断を加えること	主観が入らない評価は評価とはいわない
測定	評価のための客観的な情報を得ること	定量的・定性的に表されるため信頼性と妥当性が求められる

　前出の「スピーチロックをなくす」という目標を例に、考えてみます。

目標　スピーチロックをなくす

①評価 … 80%できている。

②測定 … マニュアル化していることは実施できている。「便をこねる」などの予想していないことに対して、とっさに「だめ」と言ってしまった。

---

　①評価と②測定から、面談時には「マニュアル化していることはきち

んと実施できていてよいですね。ただ便をこねるなどの予想外の行動には まだ言葉で制止しがちですね。80％は達成できているので、あとの 20％を改善できるよう、方法を一緒に考えていきましょう」などと伝えられるとよいでしょう。

　評価部分のみのフィードバックでは、「何をもってそのように判断されたのだろうか」との疑問や思いが残ります。成長欲求の高いスタッフほど、問題解決に進めず悶々とした思いに陥ります。評価の場合には、測定内容も併せてフィードバックすることをお勧めします。

フィードバックの受け止めかたを訓練する

　フィードバックの内容によっては相手にショックをもたらすこともあります。しかしそれは同時に「気づき」にもつながります。「何か言われたらどうしよう」「何も言われたくない」と極端にフィードバックされることを恐れている状態を「プレショック」といいます。この状態のスタッフに行動変容のフィードバックを行なうと、「言われてしまった」とストレスをため込み、成長への気づきにつながりません。どれだけ上手なフィードバックを行なっても、受け手の受け止めかたによっては非生産的なものになりかねないのです。

　そこで評価面談を効果的なものにするために、日ごろからフィードバックの受け止めかたを磨くトレーニングを行なっておきたいものです。図表8はフィードバックの受け止めかたのアセスメント表です。ふだんからスタッフにアセスメントをし、それを苦手とする背景をリフレクションする習慣をつけてもらうことで、フィードバックの受け止めかたに変化が出てきます。

図表8 フィードバックの受け止めかたのアセスメント表

内容	チェック
①まずはフィードバックを傾聴する姿勢を保つ	
②自分が行なったことへの言い訳や正当化する姿勢を脇に置く	
③判断や解釈を脇に置いて聞く	
④非言語的なコミュニケーションにも注意を払って聞く	
⑤曖昧な表現のときには相手が真に伝えたいことを聞き出す質問をする	
⑥複雑な内容の場合には図式化しながら聞く	
⑦消化しきれないときには時間が欲しい旨を伝えて留保する	
⑧保留していたフィードバックは冷静になってから必ず再度考える	
⑨自ら欲しいフィードバックを要望する	
⑩フィードバックに対しては行動を起こす	

4 目標管理面談・会議を段取り良く進めるコツ

高島真美 たかしままみ

関西医科大学看護学部基礎看護学領域　講師

兵庫県立看護大学（現兵庫県立大学看護学部）卒業後、病棟勤務、看護協会勤務、医療法人看護部教育部門勤務を経て現職。2003年大阪大学大学院医学系研究科にて保健学修士、2018年兵庫県立大学大学院応用情報科学研究科にて応用情報科学博士（看護情報学領域）、2020年に認定看護管理者取得。

こんな目標管理になっていませんか？

　目標管理とは、個人が目標達成に向けて主体的に取り組み、その集大成が部署目標の達成につながる管理手法です。しかしその実態はどうでしょうか。主体になるはずのスタッフも、面談する管理者も、とりあえず面談をして書類を作成し、途中経過はあたらず触らずやり過ごし、多忙な年度末に面談する時間はなく、スタッフは目標管理シートの記入作業に追われ、管理者はハンコ押しに追われる。そんな体験をしたことはありませんか。

　本項では、段取り良く目標管理を進めるためのポイントについて解説します。

個人目標設定面談の段取り

　部署内での目標管理のスタート地点は、部署の目標設定会議です。自

部署の目標管理が、スタッフのやる気と達成感につながるか、形骸化するかは、この目標設定会議の質に左右されます。

部署目標設定会議が形骸化する原因

　目標設定の会議では、部署の管理者が組織を代表してスタッフと対話し、部署目標について合意形成することが理想です。一方、現実の会議では、スタッフはシラっとして意見は出ないまま早々に解散……となったことはないでしょうか。このような状況になる原因は二つ考えられます。

　一つは、管理者が伝書鳩になってしまっている場合です。看護部目標の背景や状況を知らないまま説明し、スタッフからの質問に対して「上が言っているから」「とにかく、これが今年の看護部目標です」と答えてしまったことはないでしょうか。思い当たるふしがあるなら要注意です。もう一つは、スタッフに学習性無力感がある場合です。冷めた態度で発言しないスタッフは、これまでの経験から、会議で意見を言っても無駄だとあきらめてしまっていることが考えられます。

　これら二つの原因を取り除き、スタッフに当事者意識を持って結果（目標）にコミットしてもらうために、看護部目標の背景と状況を説明し、会議を活性化させましょう。

看護部目標の背景・状況の説明

　看護部目標について、抽象的すぎて「だから？」と思ったことはないでしょうか。これは、組織の構成員が多ければ多いほど多様性が増すため、全員が共有できる目標の表現が抽象的になってしまうからです。抽象的な目標だけを提示しても、スタッフが自分事と思うことはありません。

これに対し、ヒントになるものが、メアリー・パーカー・フォレットの状況の法則です。「人は指示の背景や状況を理解し、その指示が必要であると納得したときに行動変容が起こる」という考えかたです。この「指示」を「目標」に置き換えると、目標の背景や状況を理解し、その目標達成が自分たちにとって必要であると納得したときに行動変容が起こると考えられます。

　まずは管理者が、看護部目標について、その目標に至った経緯を看護部理念と照らし合わせて考え、背景や状況を調べてみましょう。そのうえで、リーダーズインテグレーション（4章3「目標管理に差がつく！面談・会議前の段取り」を参照）を開催することが理想ですが、それが難しい場合は上司である看護部長に直接質問してみましょう。ただし、「なぜ、この目標なのですか？」とストレートに質問すると、「何か不満があるのか」と誤解される可能性があります。このような事態を避けるには、「この目標を達成することで目指すことは何ですか？」と「What」を使って質問しましょう。その際に、目標の背景についての自分なりの考えを伝えると、より意義のある対話につながります。

　下調べと上司との対話によって看護部目標の背景を理解することができたら、その背景をかみ砕いてスタッフに説明する準備をしましょう。目指すところはスタッフの納得です。自分が理解することと、相手に理解できるように伝えることとは異なります。会議の際に慌てないように、説明のシミュレーションをしてから会議に臨みましょう。

会議を活性化させる議事次第の工夫

　会議で意見が出るようにするには、議事次第（アジェンダ）に、議論する際の視点や情報を記載することが効果的です。視点の提示には、汎用性のある思考の枠組みが使えます。たとえば誰でも知っている

5W1Hは、When（時間軸）、Where（場所・状況）、Who（人物像・人間関係）、What（事象・物）、Why（理由・背景）、How（手段・頻度）で考える視点を提供できます。

　議事の関連情報の提示には、労働と看護の質に関して、日本看護協会の事業であるDiNQLの指標値などが使えます。看護部および自部署のこれらの指標値を情報として提示しておくと、参加者の思考の活性化につながります。

　ただし、議事次第のみで一足飛びに参加者の思考を活性化させることは難しいので、まずは議事次第に視点や情報を記載し、その意図を説明して意見を引き出すことを繰り返します。意見を引き出す際には、呼び水となる意見を述べてみたり、会議の質を上げる質問（4章3を参照）を活用したりします。さらに、発言したスタッフの意見を尊重し、「思い切って意見を出してよかった」と思える成功体験を演出します。これを繰り返して、年単位の時間をかけて部署の議事次第として定着させていきましょう。

意見を引き出す会議の案内

　目標設定会議を「意見を引き出す会議」にするためには、会議の案内に「主催者として参加者に期待すること」を一言添えて、会議の一週間前に伝えることが効果的です。この「期待すること」は、スタッフには「部署目標を一つ以上出すこと」、主任には「スタッフが目標を提案できてよかったと思えるよう、会議で提案された目標案のいいところを伝える」など、具体的な行動レベルで伝えます。さらに、期待した行動がみられたら管理者がうなずきで承認するなど、期待と承認をセットで示すと意見を引き出す効果が高まります。

個人目標設定面談の段取り

　「目標を達成したい」という気持ちは、他人から与えられた目標より、自分で設定した目標のほうが強くなるため、「この個人目標は自分が設定した」と思えるような面談をする必要があります。そのために、面談では相手の思考を広げる質問で発想を広げて、その発想を目標設定に集約していくための知識や情報を伝え、最後に目標にチャレンジする勇気づけの言葉を掛けるようにしましょう。

相手の思考を広げる質問

　スタッフが自身の個人目標を「管理者に与えられた」と認識するか、「自分が設定した」と認識するかは、目標設定面談におけるスタッフの発言量に影響されます。個人面談の際に、最初は話を聞こうと努力したものの、相手が黙り込むから自分ばかりがしゃべってしまった、あるいは、例としてこんな目標もあるよと伝えたところ、「もう一回言ってください」と一言一句すべてメモされて口述筆記状態になってしまったことはありませんか。この状態には、管理者の態度や質問によってスタッフが思考を止めてしまっている可能性があります。

　このような状況を避けるには、受容的態度を心掛けること、質問には「Why（なぜ／どうして）」ではなく、「What（何）」を使うことです。WhyではなくWhatを使った質問にするのは、看護部長（上司）に対しても、スタッフ（部下）に対しても同様です。

　次に、スタッフが提案してきた目標が漠然としている場合や、細かすぎる場合には、チャンクアップとチャンクダウンの質問を使うことが効果的です。チャンクは「ひとかたまり」という意味で、たとえば「チョ

図表1 目標設定面談におけるチャンクアップ・チャンクダウンの質問例

チャンクアップ	チャンクダウン
● そうすることは何につながりますか？ ● その行動の狙いは何ですか？ ● それは部署目標のどれにつながりますか？	● 具体的にいうと？ ● 何かエピソードはありますか？ ● もう少し詳しく話してもらえますか？ ● 自部署で考えてみると？

コレートチャンククッキー」のように、食材のひとまとまりを示すとき
などに使われます。この大きさをアップ（大きく）したり、ダウン（小
さく）したりする質問がチャンクアップとチャンクダウンの質問です
(**図表1**)。これらの質問を使ってスタッフが「自分が望んでいる状態」
「自分がしたいこと」を語れるようにサポートすると、言葉にしていく
過程で思考が深まり、「本当にしたかったこと」にたどり着くことがあ
ります。さらに、他に優先度の高いものがある場合には、思考の幅を
広げるために、「他に何が考えられますか？」といった「他に」をキー
ワードに質問します。

現状維持希望者への対応

　個人目標を設定する面談で、「私は現状維持でいいんです」と言われ
たことはないでしょうか。スタッフが目標設定において「現状維持」と
いう言葉を使う場合、「現状維持＝何もしなくていい、何も考えなくて
いい」という意味で使っていることが多いように感じます。

　変化のスピードが速い現代社会では、何もしないと現状を維持するこ
とはできないこと、たとえ現状を維持できても外部環境が変わって取り
残されるリスクがあることを伝えましょう。その際にはお説教にならな
いように、「何が今と同じなら現状維持と判断しますか？」あるいは
「現状維持は何につながりますか？」と質問し、スタッフ自身が問題に

気づけるように対話を進めます。

キャリアに関する自己分析を促す質問

　スタッフはいろいろと話してくれるものの、話す内容は右にそれ、左にそれ、目標設定に至らないまま時間切れで面談終了となってしまったことはないでしょうか。これは、話したことを面談のゴールに向けて集約するスキルがないことが原因です。広がった話を集約していくには、話題をグルーピングしていく必要があります。目標設定面談の後半では、キャリアに関する自己分析を促す三つの質問「Can-Must-Will」の枠組みで、話した内容をグルーピングし、スタッフの感じていること、考えていることを目標に集約します。

　まずは「Can（できること）」の視点から、実践経験、研修受講歴などをまとめて、「今の自分にできることは何か」を認識してもらいます。次に「Must（やるべきこと）」の視点から、そのスタッフが周囲から求められている「やるべきこと」をまとめます。Canはスタッフのなかに答えがありますが、Mustは周囲からの期待に関することなので、部署目標と関連させて管理者が期待していることを伝えます。さらにワーク・ライフ・バランスに配慮し、仕事のほかにやるべきこと（家族や身近な人々から期待されていること）も確認しておきましょう。

　最後に「Will（やりたいこと）」の視点でまとめます。Willの答えもスタッフの中にあります。ただし、目標設定面談で確認する「やりたいこと」は、組織の一員としてできること（Can）、求められていること（Must）に基づく必要があるため、Can-Must-Willの順番でまとめていくことがポイントです。

個人的な目標を成果目標に変える質問

　面談で話した内容をCan-Must-Willでまとめ、このスタッフはこれで大丈夫だろうと安心していたところ、提出された目標は「クリニカルラダーレベルⅡになる」。ちょっと違う気がする……と困ってしまったことはありませんか。

　目標には、能力目標・行動目標・成果目標がありますが、目標管理に適しているのは成果目標です。「クリニカルラダーレベルⅡになる」という目標は、ラダーレベルⅡに認定される能力を身に付けるという能力目標です。能力は個人に属することなので、部署目標とすり合わせることはできません。

　このような個人的な目標を成果目標に変えるには、「その能力を身に付けて、どう行動すれば、部署のどんな成果（結果）につながりますか？」と質問することが効果的です。たとえば、日本看護協会が提示している看護実践能力習熟段階レベルⅡの定義は「ケアの受け手に合う個別的な看護を実践する」ですから、このレベルの看護を実践することによって、部署に何をもたらすのかまで、対話によって聞き出していきます。

「ダメ出し」から「勇気づけの言葉」へ

　個人目標を設定する面談の最後は「勇気づけの言葉」で締めくくりましょう。心理学者のアルフレッド・アドラーが提唱した勇気づけとは、「困難を克服する活力を与えること」です。目標を達成するには、程度の差はあっても困難が伴います。その目標が管理者の期待どおりではなかったとしても、その目標に合意したからには、ダメ出しではなく勇気づけの言葉を掛けましょう。具体的には、過程・できている部分・個人の成長・貢献に注目して言葉を掛け、最後に感謝の気持ちを伝えます[1]。目標設定における勇気づけの言葉の例を**図表2**に示します。

図表2 目標設定面談における勇気づけの言葉例

注目すること	目標設定ができた場合	次回に持ち越す場合
過程	昨年の経験をうまく生かせましたね	いろいろと考えが出てきましたね
できている部分	この部分はとてもよく書けていますね	さまざまなことに気づけましたね
個人の成長	昨年よりも部署に貢献できる目標になりましたね	目標設定に近づきましたね
貢献	あなたの目標達成は部署の○○に効果的だと思います	今日話してくれたおかげで、みんなの気持ちを知ることができました
感謝の気持ち	一緒に考えてくれてありがとう	

面談と面談の間の段取り

　目標設定面談の後、日々の業務に振り回され、達成状況の把握をついつい後回しにしてしまい、気づいたら年度末という経験はありませんか。それはあなたが悪いわけではありません。経営コンサルタントのスティーブン・R・コヴィーが提案した優先順位を考えるフレーム「緊急度・重要度マトリクス」で考えてみましょう。

　管理者の日々の業務は、スタッフからの相談・患者からのクレーム対応など、そのほとんどが緊急度の高い案件です。一方の目標管理は、重要度は高いものの、緊急度が高くなるのは、目標管理シートの提出が求められる年度始めと年度末だけです。そのため、日々の業務が優先され、目標管理が後回しになるのは自然なことなのです。

　しかし、重要度の高い案件を放置していると、その案件の緊急度が高くなったときに時間に追われて応急処置をすることになり、達成感のないままに、疲労感だけが蓄積していく悪循環に陥ります。この悪循環を断ち切るために、目標管理の緊急度がそれほど高くない時期である、面

談と面談の間に段取りをつけておきましょう。

スタッフを承認する

　面談と面談の間で最も大切なことは、管理者がスタッフを承認する行動をとることです。承認の対象は、存在・行動・結果です。また、承認欲求を満たすには、その人特有のことに関する承認、とくに、得意なこと・強み・長所に関して声を掛け、有能感を得てもらうことが効果的です。

　目標管理に当てはめて考えると、存在の承認は、「スタッフの個人目標をいつも気にかけている」と行動で示すことです。たとえば、スタッフの個人目標をメモしたものを管理者が持ち歩き、カンファレンスや打ち合わせの席でメモを確認している姿を見せることなどがあります。行動の承認については、スタッフが目標達成につながる行動をとっているときに、「目標につながる行動をとっているね」と声を掛けると、行動強化のフィードバックにつながります。結果の承認については、小さな結果を見逃さずに声をかけると、さらに結果を出そうというスタッフのモチベーションを向上させることができます。

信頼関係を構築・維持する

　部署の問題児である「一匹オオカミ」や、人の努力にただ乗りする「フリーライダー」の対応にかまけていたら、次世代の管理者として期待していた優秀なスタッフの目標管理シートがスカスカだった！　ということはありませんか。

　その理由は、優秀なスタッフの管理者への信頼残高がマイナスになったせいと考えられます。信頼残高とは、相手との信頼関係の強さを銀行口座の残高に例えたもので、前述のスティーブン・R・コヴィーの著書

「7つの習慣」で紹介されている考えかたです[2]。信頼関係を構築する行動は信頼残高を増やし、壊す行動は信頼残高を減らします。

　次世代の管理者として期待されるような優秀なスタッフであれば、管理者に対する信頼残高は高い状況であったと考えます。しかし、管理者が問題児への対応を優先して、その優秀なスタッフとの約束を守らなかったり、SOSに気づかなかったりするうちに、信頼残高が引き出されマイナスとなった結果、頑張ることをやめてしまったのです。

　銀行口座の残高を増やすには時間がかかりますが、ためたお金を引き出すのは一瞬です。これと同じで、信頼残高を増やすには時間がかかり、引き出すときは一瞬です。そのため信頼関係を構築する行動は年に数回ではなく、日々実践する必要があります。

　信頼残高を増やす方法は「相手を理解すること」「小さなことを大切にすること」「約束を守ること」「期待を明確にすること」「誠実さを示すこと」「信頼残高を引き出してしまったときは誠意をもって謝ること」の六つです。信頼関係が構築できているスタッフに、この六つの方法に反する行動をとっていないか振り返りましょう。さらに、自分の行動に迷うときはこの六つの方法に当てはまるほうを選択して、次の面談の際に信頼残高がゼロやマイナスになっていることがないようにしましょう。

進捗管理面談・評価面談の段取り

　面談と面談の間には「大丈夫です」と言っていたスタッフが、進捗管理面談・評価面談の時期に何一つ進んでいないことが発覚！　「なぜ？」と尋ねるとうつむき黙ってしまい、どちらが先に口を開くか我慢比べになってしまったということはありませんか。

　進捗管理面談の目的は、進捗状態に関する事実を確認し、目標達成に

向けて後半はどう行動すればよいかを考えることです。評価面談の目的は、目標達成と目標設定の妥当性を評価し、次の目標設定やより良い行動につなげることです。しかし、現実には前述のような我慢比べになったり、スタッフの自己評価と管理者の評価が一致しなかったり、あるいは愚痴ばかりで終わるなど、中途半端で終了してしまうことも多いのではないかと思います。より良い行動につながる面談になるよう、以下の段取りをつけておきましょう。

事実＋ What で聴く質問リストの作成

　スタッフの進捗状況が思わしくないとき、期待を裏切られた管理者は、質問に見せかけた詰問をしてしまう可能性が高くなります。計画どおりに進んでいない場合には、本人の努力不足以外に目を向け、「事実」と「What」で聴く質問を考えてみましょう。

　たとえば、「進捗なしと書いてありますね（事実）。何かありましたか？（What)」などです。質問の事実の部分は客観的事実であるかどうかを意識し、「うまくいっていない」など自分の解釈が入る場合は、「私にはうまくいっていないように見えますが、何かありましたか（What）？」といった表現になるよう留意しましょう。

　自分の期待と異なる事実に直面した際に、即座に「事実＋ What」を使った建設的な質問をすることは難しいので、進捗が進んでいない状況の面談に備えて、「事実＋ What」の質問リストを作成しておくことが役立ちます。

評価基準をすり合わせる質問

　管理者が順調に進んでいると思っていても、スタッフの自己評価では達成度が20％だったり、逆にこれで大丈夫だろうかと思う状況にもか

図表3 チャンクアップとチャンクダウンを応用した評価基準をすり合わせる質問例

チャンクアップ	● あと何があれば100%に到達できそうですか？ ● 目標達成につながる行動はどんなことですか？
チャンクダウン	● 今回の評価についてもう少し詳しく話してもらえますか？ ● 今回の評価のもとになったエピソードは何ですか？

かわらず「順調です」と自信満々だったりしたことはありませんか。これは目標達成状況を評価する「評価基準」が一致していないことが原因と考えられます。

　対策として、進捗管理面談で中間評価を行ない、評価基準をすり合わせておくことが大切です。この際にはスタッフの自主性を損なわないよう、管理者の評価基準を押し付けるのではなく、スタッフが自分の評価基準を言語化することをサポートし、その評価基準が妥当でない場合には、そのことに気づけるような質問をしていきましょう。評価基準のすり合わせには、前出のチャンクアップとチャンクダウンを応用した質問が活用できます（**図表3**）。

愚痴を課題に変える質問

　スタッフが話したいことを話せるよう質問していくと、愚痴が止まらなくなったということはありませんか。愚痴は不満を増悪させてしまうことがあるので、その取り扱いには注意が必要です。

　愚痴によってストレスを発散させ、「いろいろあるけれど頑張ろう」と前向きな気持ちになってもらうには、ものの見かたや認識の枠組みを変える「リフレーミング」が使えます。リフレーミングの代表例は、コップの半分に水が入っている写真を見せ、「水が半分しかない」と見るか「水が半分もある」と見るか、あるいは半分という水の量ではなく

「水がある」と水の有無に注目するかなど、その見かたや認識の枠組み
を変えてみることです。

　この考えかたを愚痴に応用する場合には、愚痴の内容を「事実」と
「認識（感じたこと・感想）」に分類します。コップの例では「コップの
半分に水が入っている」が事実で、「半分しかない」は認識です。事実
と認識を分類できたら、「この認識を変えてみるとしたら？」と質問を
してみましょう。さらに、事実をより良い方向に変えるために何ができ
るかを質問し、スタッフの視点を「未来」と「自分の行動」に向けるこ
とで、愚痴を課題に変えることができます。

＊

　以上、目標管理に関するありがちな体験をもとに、そのヒントとなる
考えかたや行動例について解説しました。目標管理をどう生かすかは、
組織を代表してスタッフと対話する管理者の「心意気」と「スキル」に
かかっています。本項が看護部のやる気と達成感、生産性の向上につな
がれば幸いです。

文献
1）杉浦真由美. ナースのための教える技術. 大阪, メディカ出版, 2019.
2）スティーブン・R・コヴィー. ジェームススキナーほか訳. 7つの習慣. 東京, キングベアー出
　　版, 1996.

5 マスク越し・オンラインでも 対話が深まる面談・面接スキル

田村綾子 たむらあやこ

株式会社オフィスティー＆ティー　代表取締役

企業での人事教育研修業務を経て現職。講演先は自治体、病院、企業など多数。国家資格キャリアコンサルタントや行動心理士の資格を有する。主な著書や講話CDに「心を疲れさせない技術」「職場でのストレスを解消するセルフメンタルケア」などがある。

　新型コロナウイルスの感染が拡大して以降、マスクやフェイスシールドの着用が当たり前になりました。医療従事者でない筆者でさえ、それらを着けたまま話すことや聞くことに慣れました。とはいえ、やはりマスク越しやオンラインで行なう面談は支障を感じることが多いのも確かです。本項では皆さんからのありがちなお悩みに答える形で、面接者としての心の在りかたや対応のポイントについて解説していきます。

お悩み

　マスクやフェイスシールドの影響で言葉が聞き取りにくいことがあります。相手の本音を聞き損ねていないか心配です。

回答

　医療従事者は相手の小さな反応をとらえるプロフェッショナルです。聞き逃しを過度に恐れず、仕草や表情からも重要な情報をキャッチしましょう。

　口元が覆われていると相手の言葉を聞き逃してしまうことがあります。こちらが聞き返すと、「あ、いいです」と言ってそれ以上話してくれないこともあります。何だか申し訳ない気持ちになりますが、筆者自身もそれほど重要でない場面で聞き返されたときには「あ、いいです」と言ってしまうことがあります。

　このやりとりからは、海外で言葉があまり通じないときに、ささいなことであればすぐに諦めてしまう場面が思い出されます。もちろん言葉が通じない場合でも、パスポートを失くしたときや、支払金額に誤りがあるときなどトラブルが起こった際には何とか解決しようと努めます。ただ、さほど重要でないことには「まあ、いいか」と諦めてしまうことが多いでしょう。マスクやフェイスシールド、パーテーション越しの会話はこの状況と似ていると感じます。

仕草や表情から重要な情報をキャッチする

　私たちは、大切なことはどのような手段を使ってでも伝えようとします。しかしそうでない場面では、無理をしてまで伝えないという選択をします。相手の言葉を聞き返したときに、もし相手が「あ、いいです」と答えた場合でも、「今、本音を聞き損なってしまった！」と思い悩む必要はありません。医療従事者は、相手のちょっとした戸惑いや違和感をキャッチするプロですから、相手が大事なことを言おうとしているのか、そうでないのかは直感的に判断できると思います。たとえば言葉を発していなくても首をかしげていたり、顎が少し上を向いている相手には、「何か言いたいのだろうか」と感じませんか。また、発言の声が小さくこちらから聞き返したときに、小声で「いえ、やっぱりいいです」と顔の前で手を振るような相手には、「もしかしたら自信が持てずに意見を言うのをためらっているのかもしれない」と思うのではないでしょうか。

行動心理学という分野の学問があります。言語以外の仕草などにも着目して、相手の心を理解しようとする学問です。行動心理学を学んだことがない人でも、実務を通して言語以外の相手の仕草や動作が重要だと気づき、目を配っている人が多いと思います。もし面談相手が言い淀んでいると感じたときは、ゆっくりと「もう一度聞かせてください」「ぜひ思っていることを教えてほしいです」と言葉を掛け、相手が心の内を話しやすくなる状況を作ってみてください。医療従事者は相手の小さな反応をとらえるプロフェッショナルです。「真意を聞き損なった！」と過度に心配する必要はありません。

お悩み

マスクをしていると目だけのコンタクトになるため、相手に意図が伝わっているか不安です。

回答

「言語」「非言語」コミュニケーションをうまく活用しましょう。誠意を尽くして伝えたら、あとは相手の受け取りかたに委ねましょう。

私たちは物事を伝えるとき、誤解が生じないように表情や声、言葉に工夫を凝らします。ただ、相手がどう受け取るかは相手しだいです。受け手の経験や価値観によっても受け取りかたは大きく左右されます。また同じ人物であっても、そのときの心の在りようによって受け取りかたは大きく変わります。このことを忘れてしまうと、伝える側には過度なストレスが生じます。マスク着用の有無にかかわらず、「自分の思いを、自分が願うとおりに、相手に受け取ってもらうのは難しい」と認めることが、よけいな心理的負担を生み出さない第一歩だと思います。

図表1 目と耳から受け取る非言語の情報

相手が「目」から受け取る情報	
視線の配りかた	会話中は相手の顔を見る **ポイント**　相手の目だけを見続けると威圧的に感じる場合もあるので注意する
話すときの表情	適度に口角を上げる **ポイント**　一文字に結んだ口を続けていると、相手が萎縮するので気をつける
姿勢	背筋を伸ばす **ポイント**　手を後ろで組むと相手を見下した印象になるので注意する
相手が「耳」から受け取る情報	
声の大きさ	なるべく相手の音量に合わせる **ポイント**　怒りや興奮を感じて大きな声で話す相手には音量を合わせない
抑揚をつける	一本調子にならないようにする **ポイント**　前のセンテンスと次のセンテンスのトーンを変えると抑揚がつく
滑舌に気をつける	口をしっかりと開く **ポイント**　語尾を伸ばすと幼稚な印象、語尾を強調させると高圧的な印象になるため注意する

「非言語」コミュニケーションを活用する

　そうは言っても、事実や感情の行き違いを望む人はいません。なるべく行き違いが生じないように、私たち自身ができる努力について一緒に考えていきましょう。

　前述でも少し触れましたが、皆さんは人と話すときに言語以外にも注意を払っていると思います。非言語のなかで特に相手に与える影響の大きいものが二つあります。▷相手が「目」から受け取る情報　▷相手が「耳」から受け取る情報 ―― です。自分の思いをできるかぎり正確に伝えるために必要な、非言語コミュニケーションのポイントを**図表1**に示します。

「非言語」と同時に「言語」の部分も見直す

次に、言語についてみていきましょう。たとえば目標管理面談の際、上司から「なぜできなかったの？」と未達だった目標について聞かれたとき、相手はどのように感じるでしょうか。純粋な質問ととらえる人は少なく、批判されていると感じる人が多いのではないでしょうか。もちろん言われた相手との関係性にもよりますが、「なぜ？」という言葉には何かに対する批判や強引な価値観の押し付けといった印象があります。マスクをしている現在の状況においてこのような印象を避けるためには、身振りや手振りなどの「非言語」コミュニケーションを従来以上に大切にしなければなりません。同時に、何気なく使っている「言語」の部分を今一度見直すことが必要です。

以下は、相手が比較的受け取りやすく、わかりやすい話しかたになるための三つのポイントです。

- 件名 → 結論 → 詳細　の順で話す
- 事実、感情、推測、依頼を区別して話す
- 一文は短いフレーズにする

この三つのポイントを押さえた面談の導入場面が、**図表2**です。言語と非言語を活用して、精いっぱい自分ができることをした後は、相手の受け取りかたに委ねましょう。

図表2 言語コミュニケーションのポイントをふまえた面談での導入例

件名	これからタムラさんが提出してくれた目標管理シートに沿って面談を始めます。
結論	この面談は、互いのことを理解する時間にしたいと考えています。
詳細	タムラさんが設定した目標に無理がないか、またタムラさんの成長につながる目標であるかを、一緒にみていきましょう。疑問に思うことや、不安に感じることがあれば、率直な思いや考えを聞かせください。よろしくお願いします。

お悩み

面談中の仕草や態度から、こちらの話に集中してくれているか不安になるときがあります。

回答

違和感を覚えたときは、相手の「目」「口」「手」「足」に注目しましょう。

先に行動心理学について触れました。言語以外の仕草などにも着目して、相手の心を理解しようとする学問です。行動心理学は一般的な傾向を示しており、個人差にまで対応しているわけではありません。仕草だけで一辺倒に相手の心を決めつけるのは危険ですが、相手の心を理解しようと努めることは、より良い人間関係を築くために必要です。仕草はそのための有効なヒントになります。ここでは面談時に表れやすい仕草と、そのときの感情について解説します。

「目」から読み取れる感情

「目が泳ぐ」という言葉があります。会話の最中に相手が瞳を左右に動かしたら、どのように感じるでしょうか。一般的には、動揺や焦りの表れとして生じることが多いとされています。目標面談のときに相手の瞳が左右に動いたならば、「自信が持てない」「不安に感じている」と仮定することができます。そのようなときは、「不安なことがあれば教えてください」「気になることがあれば、ささいなことでも結構ですので聞かせてください」と伝えることで、相手は本音を言いやすくなります。

「口」から読み取れる感情

「膨れっ面」という表現があります。口をとがらせ、頬を膨らませて

不機嫌そうな顔をすることです。職場で頬を膨らませる人はあまりいませんが、口をすぼめる人はときおり見かけます。相手の言い分に納得がいかないときなどにみられる仕草です。面談でこの仕草がみられたときは、「評価に納得していない」と仮定することができます。このようなときは「異論でも反論でも構いません。ぜひ率直な思いを聞かせてください」と促すと効果的です。また唇が見えなくなるほど口を強く閉じているときは、強いストレスを感じている可能性が高いです。面談中、自分自身の顔や言葉が厳しくなっていないか振り返る必要があるでしょう。

「手」から読み取れる感情

　片方の手でもう片方の肘を触りながら話す人がいます。肘を抱える仕草は単なる癖である可能性もありますが、一般的に不安感情の表れだといわれています。面談中に肘を触る・抱えるなどの仕草をする人は、何か気がかりなことがある可能性が高いです。そのような仕草がみられたときは、「何か事情があれば教えてください」「私にできることがあれば言ってください」と穏やかに問い掛けると効果的です。

「足」から読み取れる感情

　相手のつま先が自分のほうを向いていないときは、一般的に「興味がない」「退屈している」という感情の表れといわれています。面談のときなど、つま先が出入り口のほうを向いている人は、早くこの場を立ち去りたいと思っている可能性があります。「何か急ぎの用がありますか」「気になる業務がありますか」と質問すると、相手もハッと気づいてこちらの話に集中してもらいやすくなります。

お悩み

オンライン面談を取り入れています。特に気をつけたほうがいいことや、相手の話を引き出すポイントはありますか。

回答

慣れないオンライン面談は受ける側からすれば大きなストレスです。まずはそのストレスを受けとめることが大事です。

筆者もクライアント先のスタッフとオンライン面談を行なうことがあります。筆者の仕事の一つに「患者への接遇対応診断」というものがあります。皆さんの病院でも、人事評価の際や接遇スキル向上を目指した取り組みの一環として行なわれることがあると思います。この診断では、実際の接遇の様子を拝見し、その後に面談を行ないます。面談では日ごろから患者対応で意識していることや、課題に感じる点などについて話してもらいます。話を伺った後で項目ごとの採点理由と今後改善が必要な点についてお伝えします。最後に次回の診断までにどの項目の点数を改善するかについて相談し、面談を終了します。受講者は診断されるポイントがわかっているため、不平不満を口にする人はほとんどいませんが、自分の対応に点数を付けられること自体は気分の良いものではなく、たいへん緊張して面談に臨まれていることがわかります。

そのため筆者は、オンライン面談の際にはパソコンに広角レンズを付け、顔だけでなく上半身が相手に見えるようにしています。相手が目から受け取れる情報を多くし、安心感を高めてもらうことを目的とした工夫をしているのです。またなるべく開始10分前にログインし、相手を迎えるようにしています。そして相手が入室してきた際には、笑顔と明

るい声で挨拶するように心掛けています。

まずは相手の話を丁寧に聞く

　面談の冒頭では、すぐに面談が行なえる状況か・気になっていること
がないかについて尋ねます。オンラインだと相手を取り巻く環境や現在
の状況がわかりません。これを解消するために、院内であれば業務が落
ち着いているかどうか、自宅から受ける場合は家庭の事情で優先しなけ
ればならないことがないかを聞きます。そうすることで「相手は私を気
に掛けてくれている」という事実が心を開く第一歩になるのではと考え
ます。

　それに加え相手の話を聞くことも大切です。面談をする側が「あなた
はここを改善してください」という一方的な姿勢だと、相手は萎縮する
か心を閉ざすだけです。できない場合は必ずその理由があります。何か
を伝えると「はい」と返事をしてくれるのに行動につながらない人も同
様です。不平不満は聞いたところで解決できるものばかりではありませ
んが、相手の思いを丁寧に聞くことで「否定されずに聞いてもらえた」
と感じ、相手の話を引き出すポイントになります。

5章

プレゼンテーション技術

今泉一哉 いまいずみかずや

東京医療保健大学 医療保健学部医療情報学科　教授
同　　　　　　　　学長戦略本部総合研究所　副所長

1998 年早稲田大学人間科学部スポーツ科学科卒業、2000 年同大学院人間科学研究科修士課程修了。博士（人間科学）。専門分野はバイオメカニクス、人間工学。VR や IoT、生体センサーなどテクノロジーを用いた生体計測と支援技術に関する研究に従事。

プレゼンテーションは好きですか?

　看護管理者の皆さんは、日常的にプレゼンテーションをする機会があるのではないでしょうか。たとえば病棟での症例検討、看護部でのプロジェクトの提案や報告、学会や研究会での発表など、そのスタイルや目的もさまざまかと思います。また、新しいガイドラインなどによりケアの方法を変更する場合には、看護師だけでなく、医師や薬剤師など関連する他職種、患者、ご家族にも情報を発信する必要があるかと思います。

　従来、日本の学校教育では「読み」「書き」が重要視されてきました。アラフォーの私も大学の学部を卒業するまでは、プレゼンテーションの機会はもちろん、それに関する授業を受けたことはほとんどありませんでした。その後、時代の流れでしょうか、大学院に進学したころから、徐々にプレゼンテーションの能力が重視されるようになりました。私自身はプレゼンテーションの技術について授業形式で学んだ経験はほとんどなく、研究室の学生として、進捗報告・学会発表などを繰り返して学んできました。その後、大学教員として授業、学会発表、講演などを実践しつつ、卒業研究などで学生の指導を行なっています。本学大学院で担当している情報発信に関する授業では、学生が各自のテーマについてプレゼンテーションを実践しながら学ぶプログラムを組んでいます。受講者の多くが現役の看護師で、臨床を続けながら学ぶ大学院生の姿には、いつも感心させられます。

　本章では、私のプレゼンテーションの実践と授業のエッセンスを中心に、基本的な知識と実践的な技術について解説します。看護管理者の皆さんが、前向きにプレゼンテーションに向き合うきっかけとなることを期待します。

プレゼンテーションはコミュニケーションの一手段

そもそも、プレゼンテーションとは何でしょうか。辞書によると

> ①提示。説明。表現。②自分の考えを他者が理解しやすいように、目に見える形で示すこと。また特に、広告代理店が依頼主に対して行う広告計画の提示や、説明活動をいう。プレゼン
>
> *大辞林. 第三版. 三省堂. より*

とあります。②の広告代理店の例にもあるように、「説明する」という活動をイメージされる人が多いと思います。しかし私が考えるプレゼンテーションの一面は、コミュニケーションの手段であるということです。つまり、プレゼンテーションには一人または多数の情報の受け手の存在があり、情報が伝わることによって意味をなす活動です。

　皆さんのプレゼンテーションの場面を思い浮かべてください（**図表1**）。

図表1 プレゼンテーションには目的とゴールがある

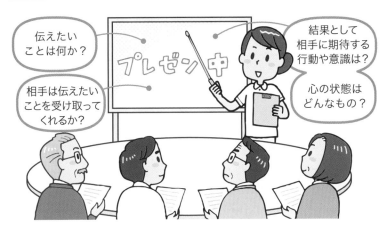

伝えたいことは何でしょうか。そして、結果として相手に期待する行動や意識、心の状態はどんなものでしょうか？　相手は伝えたいことを受け取ってくれるでしょうか？

　プレゼンテーションの目的やゴールが達成されたかどうかは、事後の相手によって規定されます。これが私の考えるプレゼンテーションのもう一つの面です。プレゼンテーションにはいろいろな手法がありますが、受け手を中心に考えることが基本であり、コミュニケーションを通して果たしたいゴールがあるはずです。

プレゼンテーションは相手のことを考えることから

　プレゼンテーションの具体的内容に入る前に、基盤となる論理的思考に触れておきたいと思います。

　私は、ある県の看護実習指導者向けの講習で「論理的思考」を担当しています。その講習のワークで「折り鶴の折りかた」を取り上げています。課題の設定は、「あなたの勤務する病院に日本の看護師を目指す外国人が訪問することになりました。歓迎と交流の証として、折り紙で鶴を折るアクティビティを行ないます。折り紙という文化の知識はありませんが簡単な日本語ができる人に、楽しく、折り鶴を説明してください」とします。ワークでは、グループで折り鶴の折りかたのプレゼンテーションを準備・実行します。使うことができる物品は、コピー用紙、カラーペン、折り紙、セロハンテープ。説明は紙芝居形式で行ない、対象者に手取り足取り教える指導はしないこととします。

　折り鶴を折るという活動には、紙を折る・開く・向きを変えるなどの要素があり、適切な順番で正確に実施することが望まれます。伝えるべき内容はこれらのアルゴリズムですが、「紙から物を創作する」という

図表2 折り鶴の折りかたのプレゼンテーション

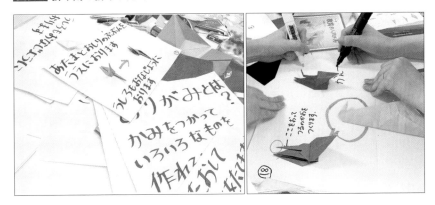

　経験や概念がない人に、手順の連続だけで理解してもらえるでしょうか。

　このワークで強調していることは、相手の前提を理解して、何とか伝えようという姿勢を持つことです。毎回、受講者は実に素晴らしいアイデアを出します。フリガナをふる、順番を数字で示す、先に完成した折り鶴を見せてゴールをイメージさせるなど、論理的に伝えるために工夫を凝らします（**図表2**）。相手の身になって考えるということは、看護師が持っている素晴らしい専門性なのだと思います。

　論理的思考（なかでもクリティカル・シンキング）について、本書6章でも解説されていますので、ご参照ください。

伝達するために大事なこと

　論理的思考で多くの著書のある野矢茂樹氏の著作「大人のための国語ゼミ」[1] では、「国語の読解や作文の問題を通して、相手に適切に伝えること、論理的に考えるトレーニングができる」と強調されています。この本の冒頭に出てくる命題が、やはり「相手のことを考える」なのです。

「高校生に飯ごう炊さんの方法を文章で伝えること」が例に挙げられています。電気炊飯器でご飯を炊いた経験のない人へ説明するには、どうしたらよいでしょうか。高校生に伝わりにくいポイントとして、「飯ごうとは何か」「4合の『合』とは何か」「米の洗いかたはどうすればいいか」などがあるでしょう。論理的思考のスタートは相手を思うことです。

折り鶴を教えるという事例においては、まず、折り紙とは何か、折り鶴はどのような形になるのか、山折りと谷折りの違いなど、前提となる知識が必要です。また、語学のレベルによって使うことのできる言葉が限られるため、図解する、曲げる位置や方向を的確に伝えるために番号を振る、などの工夫が有効です。

話題を整理してまとめる

プレゼンテーションを論理的に構成するためには、話題を整理することが重要です。そのためのコツは、▷本題に関係しないよけいな話題を取り上げないこと ▷話題ごとにまとめること ▷順序に気をつけることです[1]。

プレゼンテーションでは、主となるテーマは一つに絞りましょう。欲張らずに、伝えたいポイントが一つの物語となるように意識して話題を整理します。

箇条書きにして要素を可視化する

話題ごとにまとめるためには、箇条書きにしてその論理構造や主従関係を意識するとやりやすい場合があります。たとえば、以下の文章を箇条書きにしてみましょう。

> 猫……食肉目ネコ科の哺乳類。体はしなやかで、足裏に肉球があり、爪を鞘に収めることができる。口のまわりや目の上に長いひげがあり、感覚器として重要。舌はとげ状の突起で覆われ、ざらつく。夜行性で、目に反射板状の構造をもち、光って見える。瞳孔は暗所で円形に開き、明所で細く狭くなる。単独で暮らす。家猫はネズミ駆除のためリビアヤマネコやヨーロッパヤマネコなどから馴化されたもの。起源はエジプト王朝時代にさかのぼり、さまざまな品種がある。日本ネコは中国から渡来したといわれ、毛色により烏猫・虎猫・三毛猫・斑猫などという。ネコ科にはヤマネコ・トラ・ヒョウ・ライオン・チーターなども含まれる。
>
> *デジタル大辞泉. 小学館. より*

箇条書きにまとめたのが **図表3** です。

図表3 情報を箇条書きでまとめる

猫とは

- **分類**
  - 食肉目ネコ科の哺乳類
- **身体的特徴**
  - 体はしなやかで、足裏に肉球があり、爪を鞘に収めることができる。
  - 口のまわりや目の上に長いひげがあり、感覚器として重要
  - 舌はとげ状の突起で覆われ、ざらつく。
  - 夜行性で、目に反射板状の構造をもち、光って見える。
  - 瞳孔は暗所で円形に開き、明所で細く狭くなる。
- **生態**
  - 単独で暮らす。
- **起源**
  - 家猫はネズミ駆除のためリビアヤマネコやヨーロッパヤマネコなどから馴化されたもの。
  - エジプト王朝時代にさかのぼり、さまざまな品種がある。
  - 日本ネコは中国から渡来したといわれ、毛色により烏猫・虎猫・三毛猫・ぶち猫などという。
- **分類**
  - ネコ科にはヤマネコ・トラ・ヒョウ・ライオン・チーターなども含まれる。

スライドや紙資料を作成する場合は、箇条書きをお勧めします。その理由は、内容の論理的な構造を可視化できることが挙げられます。猫の説明を箇条書きにしてみると、少し整理された印象を持つのではないでしょうか。

要素どうしの関係を整理する

ここで「分類」に関する内容が、最初と最後にあることに気づかれたでしょうか。これらはまとめて話したほうがわかりやすくなります。

また、猫に関することが主な話題だとすれば、ネコ科に属する別の動物の内容は削除してもよいかもしれません。

「身体的特徴」については、さらに細かく、体のこと・ひげのこと・目のことなど、部位ごとに分類することも可能です。

箇条書きには、このように、主従関係や集合関係を整理しやすいというメリットがあります。そこでできた集合にラベルを付けると、プレゼンテーションの流れが考えやすくなります。

「事実」と「考え」を区別する

何かを伝達するためには、「事実」と「考え」を区別することが必要です。「考え」はさらに、「推測」と「意見」に分けることができます[1]。

たとえば、「ペットとして飼うなら犬がよいか猫がよいか」というテーマについて「犬がよい」という立場からプレゼンテーションをするとき、材料として以下のような情報があるとします。これらは事実、推測、意見のどれにあたるでしょうか？

①ペットフード協会の調べによると2016年の日本での種類別のペット
　飼育割合は犬が第1位で14.2%、猫が第2位の9.9%であり、犬のほ
　うが多くの家で飼育されている[2]。

②上記の調査によると65歳以上の同居家族へのペットの効果について、
　規則正しい生活をするようになった割合は犬が45.5%、猫が31.9%、
　情緒が安定するようになった割合は犬が50.3%、猫が46.3%であっ
　た[2]。

③日本ではペットとして犬のほうが猫より人気がある。

④犬のほうが高齢者への健康的な暮らしに効用がある。

⑤ペットとして飼うなら猫よりも犬のほうがよい。

　①②は事実、③④は推測、⑤は考えです。皆さんにお伝えしたいこと
は、これらの分類は発言者の考えであり、絶対的な真理ではないという
ことです。「事実」においては、発言者は主張の正しさは確定している
と考えています。「推測」においては発言者は、その内容をおそらく事
実だろうと考えているが、まだ不確かであると考えています。「意見」
では価値、重要性、規範、賛成・反対などの心的態度を示しています。

　主にプレゼンテーションでは、事実や推測を積み上げながら、今後の
計画を提案したり、プロジェクトの結果を評価したりするのではないで
しょうか。プレゼンテーションのストーリーを作る際には、一つ一つの
文について事実・推測・意見を意識することで、自分の主張の土台を確
かにすることができます。

プレゼンテーションの流れのパターン 図表4

IMRD型（起承転結型）

　看護管理者のプレゼンテーションの場としては、院内の症例発表や看護研究発表などがあるのではないでしょうか。医学・医療分野では、「はじめに（Introduction）・方法（Method）・結果（Result）・考察（Discussion）」の形で論文執筆や発表を行なうことが標準的です。これらは頭文字をとってIMRDと略されます。

　「はじめに」では、先行研究から「事実」を積み上げながら研究の背景を設定し、問題意識や仮説など「推測」から研究目的を定義します。その後、他の研究者が再現できるように研究の方法を「事実」として記述し、質的または量的な結果を「事実」として提示します。「考察」では、結果で示した事実から目的や仮説について「推測」を行ないます。したがって、IMRDは言い換えれば、起承転結パターンと考えられます。

　テレビドラマにも起承転結型があります。たとえば「水戸黄門」では、住民が武士や商人などの悪者から被害を受けます。そこに正体を隠した水戸黄門とその一行が登場します。しばらく住民は悪者に苦しめられますが、水戸黄門一行がそれを懲らしめてハッピーエンドに終わります。視聴者は、水戸黄門のストーリーのパターンを知っており、次にどんな内容へ展開するか予測がついています。研究発表も同様で、プレゼンテーションの構成をIMRDに合わせることで、聴衆を内容に集中させることができます。

　つまり起承転結のパターンは、▷研究の内容を詳しく伝えたい場合 ▷専門性が近い人が対象の場合 ▷説明する機会や時間が十分ある場合に有効です。

図表4 起承転結と結起承転

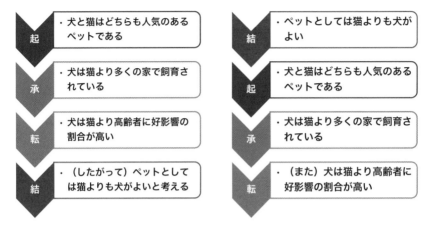

結起承転型

　もう一つの方法として、結起承転というパターンがあります。これはまず、結論から説明した後に、背景に続き、最後に結論を再度確認して終わる方法です。

　このパターンでは、冒頭からプレゼンテーションの方向性を提示することで、スムーズに目標に到達できるメリットがあります。プロジェクトの提案など、短時間に意思決定を求める場合に有効です。

紙芝居式にストーリーを作る

　皆さんにお勧めなのは、パターンに沿ってアイデアを書き出して、ストーリーを作ることです（**図表5**）。使えるならばプレゼンテーションソフト（パワーポイント®など）も利用しましょう。もし難しければ、大きめの付箋やコピー用紙を使っても構いません。

　ルールは、一枚のスライドには一つの話題の要素とすること、一枚のスライドにはスライドタイトルとキーワードを入力することです。

　①まずは、プレゼンテーションのタイトルを記入します。決まっていない場合は、プロジェクトの対象、方法、目的などのキーワードを組み合わせて暫定的に作成します。次に、ページを新しく作成してプレゼンテーションの結論を記入します。プレゼンテーションの目的やゴール、相手への依頼事項などを端的に箇条書きにします。

　②次に、タイトルから結論までのストーリーになるように、間にスライドを追加します。追加したスライドにはスライドタイトルとキーワードだけで記入します。流れは起承転結でも結起承転でも構いません。

　③追加しつつ、順番を入れ替えたり、文言を修正したりしながら、大まかに流れを組み立てましょう。

　余裕があれば、スライドを印刷して机の上に並べてみましょう。俯瞰することで気づくこともありますし、流れの修正も簡単です。必要があれば手書きで追加も可能です。

図表5 スライドの調整

①タイトル・結論を記入　➡　②枠組みを作る（起承転結の場合）

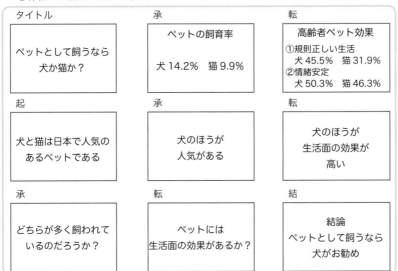

③枠組みに沿って流れを記入

ゴールとストーリーを決め徹底的に調べる

　ゴールとストーリーを大まかに決めたら、次に徹底的に情報収集を行ないます。スマートフォンやパソコンのブラウザで、検索エンジンのウインドウに言葉を入れて検索してください。プレゼンテーションのストーリーと関係するような調査結果、先行する事例、有識者の論評、厚生労働省や政府の法令や通達、学会のガイドラインなどさまざまな情報があります。まずはいろいろなページを調べながら全体像をとらえつつ、怪しげな情報をつかまないように、原典を確認するようにしてください。

　ウェブサイトの記事に書かれているものは、▷事実 ▷推測 ▷意見に分けて理解するようにしてください。ウィキペディアやブログ、まとめサイトは便利ですが、事実や推測が不確かな場合が多くみられます。複数の同様のサイトを比較して雰囲気をつかんだら、政府や自治体、公的な機関や学会等の、信用性が高いと思われる情報を確認しましょう。

　また、昨今流行りのChatGPTなどの文章生成AIについては、情報の信頼性が必ずしも完全でない場合もあり注意が必要です。

スライド資料で視覚的に訴える

　プレゼンテーションにおいて、スライドなど視覚的な資料を使うことができる場合には、視覚に訴えることができます。先の犬と猫のペットの例を使って図示してみます。

　まずは箇条書きで、事実と考え（推測、意見）を整理します（図表6-a）。箇条書き・体言止めでスッキリ視覚化します。大きく分けると、ペットの飼育割合、高齢者の生活への効果という話題について、

図表6 スライドの検討

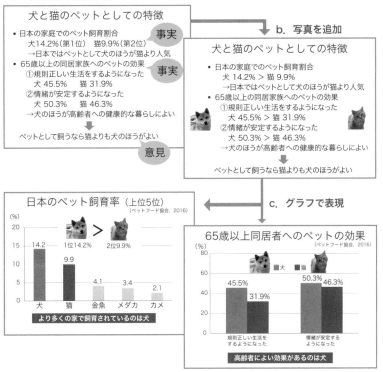

a. 箇条書きで整理する

犬と猫のペットとしての特徴

- 日本の家庭でのペット飼育割合
  犬14.2%（第1位）　猫9.9%（第2位） 〔事実〕
  →日本ではペットとして犬のほうが猫より人気
- 65歳以上の同居家族へのペットの効果 〔事実〕
  ①規則正しい生活をするようになった
  　犬 45.5%　　猫 31.9%
  ②情緒が安定するようになった
  　犬 50.3%　　猫 46.3%
  →犬のほうが高齢者への健康的な暮らしによい

ペットとして飼うなら猫よりも犬のほうがよい 〔意見〕

b. 写真を追加

犬と猫のペットとしての特徴

- 日本の家庭でのペット飼育割合
  犬 14.2% ＞ 猫 9.9%
  →日本ではペットとして犬のほうが猫より人気
- 65歳以上の同居家族へのペットの効果
  ①規則正しい生活をするようになった
  　犬 45.5% ＞ 猫 31.9%
  ②情緒が安定するようになった
  　犬 50.3% ＞ 猫 46.3%
  →犬のほうが高齢者への健康的な暮らしによい

ペットとして飼うなら猫よりも犬のほうがよい

c. グラフで表現

日本のペット飼育率（上位5位）
（ペットフード協会, 2016）

犬	猫	金魚	メダカ	カメ
14.2	9.9	4.1	3.4	2.1

1位14.2% ＞ 2位9.9%

より多くの家で飼育されているのは犬

65歳以上同居者へのペットの効果
（ペットフード協会, 2016）

■犬 ■猫

規則正しい生活をするようになった：45.5% / 31.9%
情緒が安定するようになった：50.3% / 46.3%

高齢者によい効果があるのは犬

それぞれ犬が優位なことを示し、それらをまとめて「犬を飼うほうがよい」という意見に結びつけています。この程度の箇条書きでしたらワープロソフトでも作成できるので、紙媒体しか利用できない場合に有効です。

　スライドのなかでも「ストーリー」は重要です。また、イラストや写真を追加するとかなり印象が変わります（**図表6-b**）。さらに数値はグラフにすることで、直感的に比較することができます（**図表6-c**）。

イメージを図解し全体像を示す

　プレゼンテーションの方法にもよりますが、限られた時間ですべての情報を伝えることは不可能です。まずは、プレゼンテーションで伝えたい中核の部分や全体像を理解してもらうことが大切であり、伝達したいことを視覚的に図解することが有効です。「ポンチ絵」や「鳥瞰図」と

図表7 文章を図解してみると

> 　世界保健機関（WHO）は手指消毒を行うべきタイミングとして「患者に触れる前」「清潔無菌操作前」「体液に暴露された可能性がある場合」「患者に触れた後」「患者周辺の物品に触れた後」の５つを挙げている。しかし院内で患者や医療従事者が頻繁に触れる「高頻度接触面」を介して、院内の患者等へ大量感染となった事例が報告されている。
> 　本研究では仮想現実（VR）を用いて院内の汚染リスクの高い部分を仮想体験できるゲーム型教材を開発した。仮装体験とグループによる振り返りを組みあわせることで、手指衛生への意識づけや行動変容への貢献が期待できる。

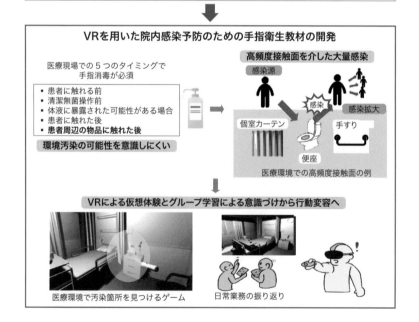

呼ばれるもので、プロジェクトの全体像、ビジョンなどを示す場合によく用いられます。

　私の研究室で開発しているVRを用いた手指衛生教育教材について、文章と図解を比較してみます（**図表7**）。文章では内容を正確に伝えることが可能ですが、口頭で説明するようなプレゼンテーションにおいて、文字だけで理解を得ることは容易ではありません。これを図解してみると、研究の背景と目的や着眼点の関係が理解しやすくなり、研究の全体像が伝わると思います。こうしたポンチ絵は抽象的な概念でも作成可能です。複数の人がかかわるプロジェクトにおいては、これを見ながら議論することも有効ですし、何より自身の理解を深めることができます。

結局相手に何を伝えたいのか？
「Take Home Message」を定める

　「Take Home Message」という言葉をご存じでしょうか。「家に持って帰ってほしいほど重要なこと」という意味で、医学教育関連の学会などで見聞きする言葉です。Take Home Messageをプレゼンテーションの最後にまとめとして提示してもいいですし、冒頭に配置することも効果的です。

　私もそうでしたが、慣れないうちはTake Home Messageに何を入れるべきか、心にストンと落ちるような言葉にすることは難しいと思います。しかし無理にでもひねり出そうと努力しましょう。結局何を伝えたいのかという核心の言語化につながりますし、プレゼンテーションの目的を定めることができます。

　たとえば先ほどのVR教材を医療教育関連の学会で発表する場合は、「VR技術を用いた教材により仮想的な経験学習ができるため、意識や

態度の教育に役立てることができる」のように、テクノロジーの有用性をTake Home Messageとして主張します。

　しかし教材評価のために看護師のコメントが欲しい場合はどうでしょうか？　「VRによる体験学習は、これまでにない手指衛生の教育になる可能性があると考えている。評価と改善のために、ぜひ専門職から意見聴取の機会が欲しい」というTake Home Messageからプレゼンテーションを開始します。その後は技術的な説明は割愛し、ヘッドマウントディスプレイを装着して実際に体験してもらうほうがよいでしょう。その場で一気に意見聴取の日程や約束まで到達できれば理想的ですが、まずは機会を作ってくれそうな看護管理者の心をつかむことをゴールに設定します。

　このように、相手の興味関心をイメージしながら、Take Home Messageを考えていきます。

「眺める」「描く」「話す」で頭を整理する　図表⑧

　頭の整理のしかたとして、アイデアを図示して視覚化することがあります。日ごろ見慣れた街を、高層ビルや小高い丘から眺めるようなイメージです。具体的には、アイデアのスライドを机の上に並べて一覧で眺めることが有効です。この方法は、順番の点検、内容の追加・修正が主な作業ですから、どちらかというと、ある程度アイデアの骨格ができた後に有効です。

　また、ポンチ絵を描いてみることもお勧めです。私がポンチ絵を描く場合は、手書きでラフスケッチ、コンピュータで作図という手順をとりますが、必ずしも清書する必要はありません。

　もう一つの有効な手法が、周りの人の意見を聞くことです。対象は専

図表8 頭を整理する方法

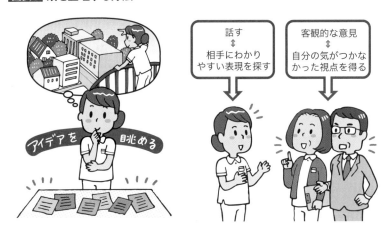

門家でなくても構いません。意見を聞くためには、まず説明が必要です。話すことで自分の頭が整理され、気づきを得るという経験は皆さんにもあるのではないでしょうか。意見を聞くために相手の反応をみながら、わかりやすい表現を無意識に探すことによって、根幹に近づくのだと考えられます。また周りの人から客観的な意見を得ることで、自分の気がつかない視点を得ることもあります。

限られた時間で簡潔に話すコツ

プレゼンテーションの受け手となるのは、病院長・看護部長・事務長など忙しい人である場合もあるでしょう。その場合は5分程度の時間をもらうことも難しいかもしれません。優秀なビジネスパーソンは、エレベータに乗っている数十秒の間に相手の心を動かすことができるといいます。プレゼンテーションに特別な能力は必要ないと考えますが、行き当たりばったりで簡潔に話すことは不可能です。コツは二つあります。

プレゼンテーションの時間割を作る

　まず、プレゼンテーションの時間割を作ることです。持ち時間が5分で、内容が5項目ある場合、1項目の時間は1分程度です。重要度によって調整しても構いません。項目と時間を表にした時間割に沿ってスライドを作成します。

実際にかかる時間を測る

　次に、リハーサルをして、現在のプレゼンテーションの所要時間を確認します。ゆっくりと話すことを意識し、完全な朗読原稿でなくて構いません。

　測定時間が持ち時間を超過する、または、10%以上短ければ、対応が必要です。たとえば持ち時間が5分（300秒）では、4分30秒から5分0秒までが合格です。超過、たとえば6分40秒（400秒）の場合はどうでしょう。全体の内容を何パーセントにすべきか計算します。300秒÷400秒＝0.75となりますから75%です。現在のスライドが12枚の場合は目標を9枚分とし、3枚分を削除するとことが決まります。

　修正を実行して、再度リハーサルをして修正を繰り返します。リハーサルを重ねるとポイントが見えてくるはずです。このようにしていけば、確実に時間が調整され、簡潔なプレゼンテーションに洗練されていきます。

　慣れるまでは朗読原稿を作成して、そのとおり練習することをお勧めします。まずは大事な情報を確実に伝達することを優先して、及第点を目指しましょう。

＊

　看護管理者に必要なプレゼンテーション技術について、私の考える向

き合いかたを整理しました。プレゼンテーションは相手のことを考える
こと、そして、達成したいゴールを研ぎ澄ますことがポイントです。そ
の手段として、論理的思考や流れの作成、図解の方法などがあります。
最初から満点を目指す必要はなく、準備することで必ず及第点には到達
できます。プレゼンテーションの成果は、内容と表現力の掛け算です。
日々の場面を成長の機会としてとらえ、実践していただくことを期待し
ます。

文献

1) 野矢茂樹. 大人のための国語ゼミ. 東京, 山川出版社, 2017.
2) 一般社団法人ペットフード協会. 平成28年全国犬猫飼育実態調査. 2016.
　 https://petfood.or.jp/data/chart2016/index.html（2024年1月閲覧）

6章

判断力を磨く思考プロセス（クリティカル・シンキング）

駒崎俊剛　こまざきとしたけ

東京医療保健大学医療保健学部医療情報学科　講師

大学においてキャリア教育や医業会計、医療情報系の科目、看護学科のクリティカル・シンキングの科目の一部を担当。その他社会活動の一環として、看護師の新人研修や看護研究の支援も行なっている。

皆さんが、入職から半年経った新人への研修を企画している場面を想像してください。これからどのような研修をするのか、意思決定をするために、一人ひとりのメンバーの意見を集めています。

　このときに、Aさんはこれまでの経験と面接で感じた雰囲気を根拠に「最近の若い人は□□なんだよね」、Bさんは新人にアンケート調査をした結果を根拠に「『新人は○○が苦手』という結果が出ています」、Cさんは最近読んだ若者のタイプについての雑誌記事をもとに「今年の新人は△△なんだよ」と意見を述べたとします。さて、皆さんでしたら、どの意見をもとに研修を企画していきますか？

　このように、意見を集めるときに結論だけではなく根拠を伝え合うことは、意見の一致点と相違点をより明らかにしやすくします。お互いに結論を導き出すための根拠が明らかになることで、結論が異なるのは、根拠そのものが異なるからなのか、根拠は同じであっても根拠のとらえかたが違うからなのか、逆に同じ結論でも異なる根拠をもとにしているのか、といったことが区別できるからです。そして、ある条件のもとで意見に含まれる根拠と結論の適切さを比較し、意見を部分的に取り入れるのか、全面的に取り入れるのかを決定することができるのです。

　それでは、どのようにして根拠や結論の「適切さ」を判断するのでしょうか。その判断に有用なツールの一つとしてクリティカル・シンキングという考えかたがあります。

　ここではクリティカル・シンキングを、日常的な思考と比べて「より十分に検討された根拠をもとにした結論までの筋道が論理的である思考」と定義します。「厳密に検討」というと、考えを制約されるように感じるかもしれません。しかし、できるだけ厳密に考えることにより、見落としていたことが見つかり、そこから新しい考えが生み出されることにつながる可能性もあります。

本章では、「思考過程のタイプ」と「人間の思考過程のバイアス」の二つについて、考えていきます。

思考の三つのタイプ　推論・問題解決・意思決定

　思考は大きく分けて、▷推論 ▷問題解決 ▷意思決定 —— の三つのタイプに分類されるといわれています。**推論**とは、すでに知っている、前提となる事実・経験から何らかの結論を導き出す思考活動です。**問題解決**は、現在の状況を把握し、目標とする別の状態へ変えていくための思考活動です。**意思決定**は、複数の選択肢から適切または満足できると考えられるものを選ぶ思考活動です[1、2]。

推論

　推論は**演繹**と**帰納**の二つに分かれ、さらに帰納は▷枚挙的帰納 ▷仮説推論（アブダクション）▷類推（アナロジー）—— の三つに分けられます（**図表1**）。

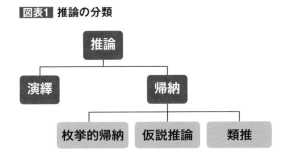

図表1 推論の分類

演繹

　演繹は、三段論法にみられるように、与えられた前提から必然的に結論が導き出される推論です[1、3]。

> **例 1**
>
> 前提 1 ：人間ならばいずれ死ぬ
>
> 前提 2 ：ソクラテスは人間である
>
> 結論（だから）：ソクラテスはいずれ死ぬ
>
> *鈴木宏昭. 教養としての認知科学. 150. より一部加筆*

　例 1 では、前提 1 （AならばBである）が成り立ち、さらに、前提 2 （CはAである）が成り立つとき、結論（CはBである）が導き出されます。そして、二つの前提を正しいと認めたならば、結論も正しいと認めるとき「正しい演繹」になります。加えて前提を正しいと認めたとき、結論を否定すると矛盾になるならば、もとの推論は、正しい演繹になります。それでは、実際に**例 1** の結論を否定すると前提と矛盾するか、確かめてみましょう[4]。

> **例 2**
>
> 前提 1 ：人間ならばいずれ死ぬ
>
> 前提 2 ：ソクラテスは人間である
>
> 結論（しかし）：ソクラテスは死なない

　例 2 では、前提 1 と前提 2 でいわれていること（「人間ならばいずれ死ぬ」と「ソクラテスは人間である」）と、結論を否定したときにいわれていること（ソクラテスは死なない）が、矛盾しています。ということは、**例 1** は正しい演繹ということになります。

また、演繹的推論では、数学の公式に具体的な値を代入するように、たとえば前提2のソクラテスの部分に人間であれば誰でも（「私」でも、「あなた」でも）入れることができて、導き出される結論（「私」は、「あなた」は、死ぬ）も変わりません。

帰納

帰納は、複数の前提からその共通部分のみを取り出し、一般化・抽象化した結論を導き出す推論です[1、3、5、6]。

例3

前提1：教員のAさんは学生に優しく接する

前提2：教員のBさんは学生に優しく接する

結論（だから）：教員は学生に優しく接する

例3では、それぞれの前提に含まれる「Aさん」「Bさん」という個別・固有の内容を取り除いて、「教員は学生に優しい」という共通の部分を結論としています。このようにして導き出された帰納的推論の結論は、蓋然性（確からしさ）はあるものの、演繹的推論の結論のように「正しさ」が明確に決まりません。なぜなら、ここには前提として出てこなかった別の教員Cさんは優しく接しないかもしれないからです。

そこで、結論はどの程度の蓋然性を持っているのかを確かめるため、教員Cさん・Dさんと前提を増やし、結論が変わらないのかを検証します。

考えてみましょう

二つの前提から帰納的推論の例を作り、結論の蓋然性を検証してみましょう。

仮説推論（アブダクション）

仮説推論は、前提１を認めたうえで、前提２をうまく説明できる結論を導き出す推論です[1, 3]。

例4

前提１：雨が降れば地面が濡れる

前提２：地面が濡れている

結論：雨が降った

鈴木宏昭. 教養としての認知科学. 154-5. より

前提１は、この例ではすでに持っている知識です。この知識を使って、前提２の出来事から、おそらく「雨が降った」のだろうという結論を導き出しています。ただし、他の説明も考えられます。たとえば誰かが水をまいたのかもしれませんし、地中のパイプから水が漏れたのかもしれません。

そこで結論の妥当性は、実際に結論を確かめることで検証することになります。前日の気象情報で雨が降ったかを確かめることや、パイプの水漏れが起きていないこと、水をまいた人がいないことを確かめることになります。

例5

高齢（80歳）の患者は、手術が終わり、病棟に戻ってきました。この患者の息が荒くなっています。

前提１：血圧が下がり、脈拍が上がっていれば、息が荒くなる

前提２：息が荒くなる

結論（だから）：血圧が下がり、脈拍が上がっている

　この結論を確かめるために、脈拍を測りました。すると脈拍は100回/分（手術前は70回/分）、収縮期血圧は、90mmHg（手術前は140mmHg）でした。**例5**の結論は正しいようです。それでは、これをもとに**例6**を確かめます。

例6

前提1：術部が出血していれば、血圧が下がり、脈拍が上がる

前提2：血圧が下がり、脈拍が上がる

結論：多分、術部が出血している

考えてみましょう

例5や例6について、他に思いつく結論や前提1はありますか？

類推（アナロジー）

　類推は、経験や事例などすでによく知っていることとよく知らないこととの間にある類似性をある観点から見つけ出して、それを利用して結論を導き出す推論です[3]。

例7

前提1：スイカは水分を多く含む

前提2：メロンはスイカと似ている

結論：メロンは水分を多く含む

　山祐嗣. "演繹／帰納". キーワードコレクション認知心理学. 190-1. より

例7では、二つの果物の「形が」似ているという観点から類似点を見つけ出し、「メロンは、水分を多く含む」という結論を導き出しています。実際に結論を検証してみます。「日本食品標準成分表（八訂）増補2023年」によれば、スイカの重量に占める水分の割合は約90%、メロンは約88%でした[7]。

推論において根拠となる前提の適切さ

前提は、あることを主張しています。そしてその主張の内容は▷意味規定 ▷事実認識 ▷価値評価 ── の三つに分けられます（**図表2**）。それぞれの主張の種類とそれに応じた適切さの検証のしかたを考えていきます[4]。

意味規定

「ある事実にどのような意味を与えているのか」について主張しています。これは、①一般に認められている辞書的な意味 ②独自の意味を与えようとしているもの ③独自の意味を一般化しようとしているもの ── の三つに分けられます。

> **それぞれの例**
> ①りんごは、紅色や黄色に熟す果実である
> ②ここではりんごをデザートには含めない
> ③りんごは実は動物である

「りんごは、紅色や黄色に熟す果実である」という①の場合は、その根拠である辞書や出典にあたり、確かめてみます。そのような記述が見つからなければ、独自の意味規定ということになり、③と同種の主張になります。

「ここではりんごをデザートには含めない」という②の場合は、ある

図表2 前提の分類

野矢茂樹．新版論理トレーニング．東京，産業図書，2006，61-4．を参考

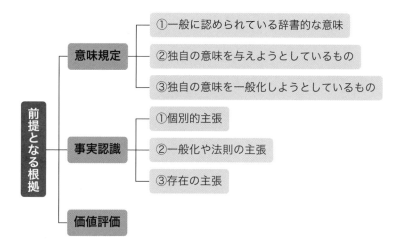

結論を導き出す過程のなかでのみ一貫して同じ意味で使われていることを確かめてみます。一貫していなければ適切ではないということになります。

　「りんごは実は動物である」という③の場合は、そのように主張する根拠を確かめ、根拠を検証します。確かにそういえる根拠があれば、この意味規定を受け入れるか判断をすることになります。もちろん、その根拠に対して否定する根拠を示し、「動物ではない」と反論することもあります。

事実認識

　「ある事実をどのように認識しているのか」についての主張は、①個別的主張　②一般化や法則の主張　③存在の主張 ── の三つに分けられます。

> **それぞれの例**
> ①このりんごは甘い
> ②りんごは温暖な地域では栽培できない
> ③この山のどこかに金色のりんごがある

　①の例にあたる「このりんごは甘い」は、その主張が事実であるか、食べてみる・糖度を測るなどで、実際に確かめます。

　②の「りんごは温暖な地域では栽培できない」は、その主張に反例がないか確かめます。実際に温暖な地域で栽培できる品種が一つあれば、この主張は成り立たないことが確かめられます。

　③の「この山のどこかに金色のりんごがある」は、実際にその存在が確認できれば適切ということになります。しかし、「ない」と反論するには山の中をすべて探す、あるいは見つからないことを示す必要があります。これには大きなコストがかかります。そこで、いずれの種類の主張でもその情報源の適切さを確かめます。主張している本人が直接見たのか、別の誰かから聞いたのか、それはどの程度信頼できるのか、といったことを確かめます。

価値評価

　たとえば「りんごは良い食べ物である」「りんごは毎日食べるべきである」という主張があったとします。このように「良い」ものである、「すべき」ことである、という主張は、何を前提にそのような価値判断をしているかを確かめます。そのうえで、この価値評価を認めるのかを

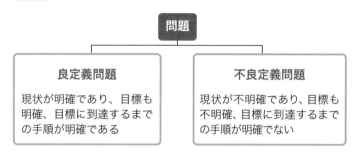

図表3 問題の分類

判断します。

問題解決

　問題解決とは、満たされていない状況（問題にみえる状況や初期状態）を変化させて、満たされた状況（目標状態）へするための思考活動です[8]。そのために現状を適切に把握して、何を変化させればよいか、その順番などを含む解決策を考え、実行し、目標状態へ変えていきます。

　問題は▷良定義問題　▷不良定義問題 ── の二種類に分けられます（**図表3**）。現状が明確であり、目標も明確で、目標に到達するまでの手順が明確になっている問題を**良定義問題**と呼びます。一方、それらが明確ではない問題は**不良定義問題**と呼ばれます。

　いずれの種類の問題を解決するにせよ、解決策の検討に入る前に、問題にみえる状況と目標状態を詳細に定義することにより、解決策の検討が比較的容易になり、より適切に解決できるといわれています[9]。

意思決定

　複数の選択肢から最適な選択肢を一つないし複数選ぶ思考活動です。

　日常生活でもさまざまな意思決定の場面があります。そのときに毎回、どれが最適な結果なのか、計算をして選択するでしょうか。たとえば昼食を選択するときに、誰と食べるのか、値段、カロリー、栄養素、その他かかわりそうな要素をすべて挙げて、また、それぞれの要素の重要度も含めて検討し、それから決めるでしょうか。

　そういう方法で選択することもあるかもしれません。しかし一般的に私たちは、これまでに聞いたことがある、よく目にする、自分自身がいちばん良いと思った、といったことを理由（根拠）に選択しているようです[1、10、11]。

人間の思考過程のバイアスとヒューリスティック

　いずれの種類の思考活動でも、適切に情報（推論ならば前提となる事実や経験。問題解決ならば現状や目標、解決の手順。意思決定ならば選択肢の特徴）を把握することによって、結論がより適切になると考えられます。ところが私たちが情報を把握する際、**バイアス**が働くことで、必ずしも適切に把握できていないことが知られています。

　また私たちは、常に明確な根拠あるいはアルゴリズム（必ず正解に到達する決まった手順）に基づき、結論を導き出して解決策を決めているわけではありません。むしろ、日常的には**ヒューリスティック**と呼ばれる方法を使い、正解ではないにせよ、比較的早く簡単に、おおよそ正解に到達しているようです。なぜなら私たちの思考活動では、たとえばたくさんの前提や選択肢といった、大量の情報を同時に処理することには限界があるからです。また、特に多くの日常的な問題解決では良定義問

図表4 平均への回帰

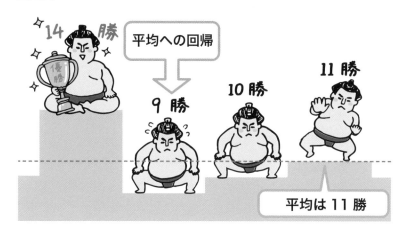

題は少なく、「素敵な服が欲しい」「とにかく早く」のように現状や目標状態が不明確で、解決策のアルゴリズムが見つかりにくいと考えられるからです[12, 11]。

　それでは、このヒューリスティックとバイアスについていくつか考えていきます。

平均への回帰　図表4

　ある年に好成績を挙げたスポーツ選手やチームにおいては、翌年の成績が下がったようにみえることがあります。これを説明する「平均への回帰」という考えかたがあります。ある事象が多数繰り返された場合、その値（たとえば成績）は、平均から極端に離れた値が連続して発生する確率は少なく、極端に離れた値が生じた次の回は、平均値付近の値に戻るというものです[1]。

　また、たとえば学業においても最高の成績を挙げたときには、学習時間を増やす、学習方法を変えるといった特別な準備もあったでしょうし、

得意な問題が出題されたという偶然の要素があったなど、好条件が揃っていたのかもしれません。そうだとすると、次回も同じような条件を再現することは難しく、これまでの平均的な成績に戻る可能性が高くなります[13]。

カーネマン[14] は、繰り返し行なわれることに表れるこの傾向性の影響を考慮しないと、誤った判断が下される可能性があることを、飛行機の訓練教官の事例で説明しています。

訓練教官は、訓練生が着陸をうまくこなしたときにその訓練生を褒めました。ところがその次の回の着陸の出来が悪かったため、今度は叱りました。すると次はうまく着陸できました。このことから訓練教官は、訓練中は叱ったほうがよいのではないかという誤った結論に到達してしまいました。

実際には訓練教官が訓練生の着陸の出来（成績）に反応して褒める・叱ることよりも、平均への回帰のほうが、成績の変動に影響している可能性が高いと考えられます。

思い出しやすさ：利用可能性ヒューリスティック

私たちは、ある出来事の起こりやすさ（発生頻度や確率）を判断するときに、思い出しやすさをもとに判断しているようです。これを「利用可能性ヒューリスティック」と呼びます[1、12]。

たとえばトヴェルスキーとカーネマンの実験では、「3文字以上の英単語で、R・K・L・Vが出てくるのは単語の1文字目と3文字目のどちらが多いと思うか」と尋ねた際に、多くの人が「1文字目」と答えました。実際には3文字目に多く現れます。これは1文字目に含まれる単語は思い出しやすいから、言い換えれば、思い出しやすさを基準にすると

図表5 カテゴリー判断とプロトタイプ

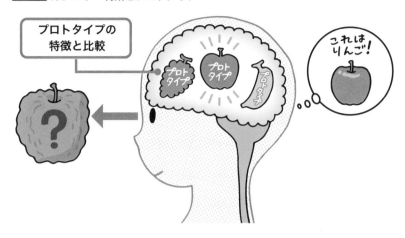

3文字目に含まれる単語を思い出すのは容易ではないからと考えられています[13]。

　その他、鮮明な出来事や、繰り返し報道される大事故（事故そのものは一回しか起きていない）、自分自身の体験（たとえば夫婦での家事分担のうち自分が担当した部分）などは思い出しやすいので、出来事の起こりやすさの判断に用いられます[15、16]。

カテゴリー判断とプロトタイプ　図表5

　私たちの思考活動で、目の前に存在するものでも存在しないものでも、取り扱う対象がどのカテゴリーに属するのかを判断することを、**カテゴリー判断**といいます[1]。ロッシュによればそれは、カテゴリーごとに作り出された「プロトタイプ」と判断する対象との類似度によって判断されると考えられています。

　プロトタイプは、そのカテゴリーの最も典型的な成員の持つ抽象的な特徴（形状や機能など）から成り立っています。たとえばある果物を見

たときに、すでに持っているプロトタイプの特徴と比較します。そして完全に一致しなくても、ある程度以上りんごに似ていればりんごカテゴリーの成員と判断し、りんごであると認識します。

このようにカテゴリーによってある概念を作り、カテゴリー判断をすることで、私たちは一つ一つの対象に個別の名称をつけることなく、知覚や学習、記憶の処理を節約することができると考えられています[17]。また、十分なサンプルから得られたそのカテゴリーの特徴を比較的よく表しているプロトタイプが、適切なプロトタイプと考えられます。

ステレオタイプ

ステレオタイプとは、ある集団に対する信念や固定観念的知識のことをいいます。単純化されているため、多くの類似する特徴を集めることなく、ある集団や集団に属する人の行動や判断を予測できると考えられます。そのため、集団の特徴には当てはまらない、一人ひとりの特徴を見落とし、判断を誤ることもあります。このステレオタイプが否定的な方向で働く場合、偏見につながります[12、13]。

起こりやすさ：代表性ヒューリスティック　図表6

ある事象の起こりやすさを判断するとき、確率的な計算ではなく、よく目にする典型的な事例との類似度にもとづいて判断することを**代表性ヒューリスティック**といいます[11、1]。

たとえば、コインを連続で8回投げて表が出るか、裏が出るか、そのパターンは、次のどちらが起こりやすいと判断しますか。（表を○、裏を●とします。）

> パターン A：○●●○●○●○
> パターン B：○○○○○○○○

図表6 起こりやすさ：代表性ヒューリスティック

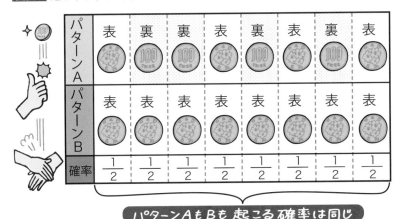

パターンAもBも 起こる確率は同じ

　私たちはパターンAのほうが高い確率で起こると判断しがちです。な
ぜならコインを投げて、すべて表が出るという滅多にみられないパター
ンBよりも、表と裏の混ざり具合は違うにせよ、裏と表が「混ざった」
パターンは、よくみる典型的なパターンだからです。そこで典型的なパ
ターンを代表例として、二つのパターンを比較し、表と裏が混ざってい
るパターンAのほうが類似しているので、起こりやすいと判断します。
しかし、実際は表が出ることと裏が出ることは独立した事象のため、パ
ターンAもBも起こる確率は2分の1の8乗で同じになります[12]。

確証バイアス

　私たちは、私たち自身の信念から生じる期待や予測と一致する情報
（確証）を求めようとし、一致しない情報（反証）は無視しようとする
傾向があります。これを「確証」バイアスと呼びます。そして実際に予
想どおりの特徴を持っている人に出会うと「やっぱり私の判断は合って
いる」と確証し、反証せずに信念がさらに強固になります[12]。なぜな

ら反証のために新たに情報を集め、再度、帰納的推論を行ない、それを検証することは、確証することより大きい負担がかかると考えられているからです[5]。

見かた：視点・視座・視野を変えてみる

　ここまで思考のバイアスやヒューリスティックについて説明してきました。最後に、問題状況の見かたを意図的に変えて、多様な解決策を生み出す考えかたをみていきます。

　妹尾[18]はこの「見かた」を、▷どこへ視点を置くか　▷部分から全体、全体から部分と視野を変えること　▷見る側の立ち位置、視座を変えること ── の三つに分けています。

　また、長岡[19]は私たちが「視点・視野・視座にも自覚的になり、それらを意図的に変えることによって、今まで見えなかった側面に気づくこと」により、これまでとは異なる問題状況のとらえかたができる可能性を指摘しています。

　たとえば患者の疾患か、それとも生活に目を向けるのか（視点）、チームの範囲か、それとも部署の範囲で見るのか（視野）、病院長の、それとも師長の立場から見るのか（視座）といったように、多様な視点・視野・視座から検討することにより最適な解決策が見つかるかもしれません。

　エイコフ[20]の混雑時のエレベーターへの不安を取り扱った寓話では、エレベーター技術者が増設や速度向上で不安を解決しようとするのに対して、異なる視座の人事部の新人は、ロビーに全身を映す鏡を設置し、待ち時間を何かに集中できる時間に変えるという解決策を提示しました。たとえば、病院の外来における待ち時間の解消も、異なる見かたでとらえてみると、新しい解決策が見つかるのではないでしょうか。

ぜひ以下の文献もご覧いただき、クリティカル・シンキングについて学び、活用されることを願っています。

文献

1) 鈴木宏昭. 教養としての認知科学. 東京, 東京大学出版会, 2016, 150, 151, 153, 154-5, 165-9, 176, 177, 183, 185.
2) 服部雅史. "推理". キーワードコレクション認知心理学. 子安増生ほか編. 東京, 新曜社, 2011, 186-9.
3) 山祐嗣. "演繹／帰納". キーワードコレクション認知心理学. 子安増生ほか編. 東京, 新曜社, 2011, 190-1.
4) 野矢茂樹. 新版論理トレーニング. 東京, 産業図書, 2006, 3-4, 61-4.
5) 楠見孝. "機能的推論と批判的思考". 認知心理学4思考. 市川伸一編. 東京, 東京大学出版会, 1996, 37-61.
6) 仲島ひとみ. それゆけ！論理さん. 野矢茂樹監修. 東京, 筑摩書房, 2018, 116.
7) 文部科学省. 日本食品標準成分表（八訂）増補2023年. https://www.mext.go.jp/a_menu/syokuhinseibun/mext_00001.html（2024年1月閲覧）.
8) 伊藤毅志ほか. "問題解決の過程". 認知心理学4思考. 市川伸一編. 東京, 東京大学出版会, 1996, 108-32.
9) EBゼックミスタほか. クリティカルシンキング実践篇：あなたの思考をガイドする50の原則. 宮元博章ほか訳. 京都, 北大路書房, 1997. 130-1.
10) 竹村和久. "意思決定とその支援". 認知心理学4思考. 市川伸一編. 東京, 東京大学出版会, 1996, 81-107.
11) 市川伸一. "確率判断". 認知心理学4思考. 市川伸一編. 東京, 東京大学出版会, 1996, 62-80, 61-79.
12) 林創. "ヒューリスティックとバイアス". 批判的思考：21世紀を生き抜くリテラシーの基盤. 楠見孝ほか編. 東京, 新曜社, 2015, 52-5, 56.
13) EBゼックミスタほか. クリティカルシンキング入門篇：あなたの思考をガイドする40の原則. 宮元博章ほか訳. 京都, 北大路書房, 1996, 58, 99, 185.
14) ダニエル・カーネマン. 村井章子訳. ファスト＆スロー　下：あなたの意思はどのように決まるか？. 東京, 早川書房, 2014. 403-4.
15) ダニエル・カーネマン. 村井章子訳. ファスト＆スロー　上：あなたの意思はどのように決まるか？. 東京, 早川書房, 2014. 231-3.
16) K. マンクテロウ. 服部雅史ほか訳. 思考と推論：理性・判断・意志決定の心理学. 京都, 北大路書房, 2015, 15.
17) 川﨑恵里子. "知識の構造". 認知心理学2記憶. 高野陽太郎編. 東京, 東京大学出版会, 1995, 117-43.
18) 妹尾堅一郎. 知財関係者が陥る、4つの「思考の罠」. パテント. 58（8）, 2005, 38-42.
19) 長岡健. 経営実務教育におけるフィールド調査法学習プログラム：体験型授業開発のアクション・リサーチ. 産業能率大学紀要. 27（2）, 2007, 1-25.
20) Russell, L. Ackoff. "AN UPS-AND-DOWNS STORY". The Art of Problem Solving：Accompanied by Ackoff's Fables. NewYork, John Wiley & Sons, 1978.

7章

リフレクション技術

池西悦子 いけにしえつこ

大阪医科薬科大学看護学部看護教育学分野　教授

専門学校、短期大学の教員経験を通して、多様な教
育課程、経験を持つ看護師が自分の強みを伸ばし、
キャリアにつなげるための教育方法を探求し、修士・
博士課程でリフレクションの研究に取り組む。岐阜県
立看護大学講師、園田学園女子大学准教授、滋慶医
療科学大学院大学教授などを経て現職。法学士、看
護学修士、保健学博士。

今、リフレクションは多くの看護現場で取り入れられています。しかしながら「思うように効果が上がらない」「これって本当に、リフレクションになっているの？」など、さまざまなお悩みがあるのではないでしょうか。その理由の一つに、リフレクションが形式的な振り返りに陥ってしまっていることが考えられます。

　では、「リフレクション」を単なる振り返りではなく、どのようにして専門職としての省察にまで至らせるのか？　本章では、「いまさら聞けない」リフレクションの基礎をおさらいするとともに、その解決策を紹介していきます。

「リフレクション」という言葉の意味をとらえなおす

　リフレクション（reflection）の語源は、リフレクト（reflect）で、「反射する、鏡に映すように見る」「過ぎ去ったことに光を当てるように振り返り、心に描かれたことを呼び戻す」という意味を持っています。そのことから、リフレクションとは、自らの経験を対象化して振り返ることによって、そこに映し出される自らのありかたを見つめ返すことを意味します。

　たとえば、同僚があなたに対して「仕事がうまくいった」と熱心に話している途中で、急に声のトーンが下がったと感じたら、どう対応するでしょうか？　あなたは、そのままの調子で話を聞きつづけるでしょうか？　おそらく「自分の反応がよくなかったかな？」と考えて、少しテンションを上げて反応をしたり、話に関心があることを示すために話の続きを促したりと、自分の行動を調整するのではないでしょうか。

　これは、同僚の話を聞いている自分と、その自分を一段高いところから見ている自分が存在し、「状況に影響を与えた要因は何か」「自分の行

動の何が悪かったのか」「どう行動したら、この状況をよい方向に向けられるか」を考えることで行動を変化させているのです。

このように、リフレクションには、自分自身を客観的にとらえ、行動を変化させる働きがあると考えます。

専門職にとってのリフレクション

研究者は起こりうるさまざまな問題に対する解決策を理論化し、実践家はその解決策を実践に適用します。「理論」はいろいろな状況に広く用いることができる「技術」（technology）であるのに対し、「実践」は言葉では表現しにくい「技能」（art）であるというのが、20世紀中ごろまでの伝統的な考えかたでした。

ショーンは、「実践家は、研究者が考えるよりもずっと不安定でさまざまな価値観が絡み合う複雑な状況のなかで、何とか解決策を見いだそうと葛藤し、自身の実践のリフレクションから新たな知を見いだしていく『反省的実践家』（reflective practitioner）である」と述べています[1]。反省的実践家とは、単に研究者が明らかにした解決策を適用するだけではなく、実践のなかの知を生成することに積極的に関与する存在です。

また、ショーンは「リフレクションには、行為を後から思い起こし分析・解釈することにより、ある特定の状況で用いた知識を明確にする回顧的な吟味のプロセスである『Reflection on action』と、新たに出会う状況や問題を認識し、行為のなかでそのことを熟考し、問題解決を導くプロセスである『Reflection in action』がある」としています。

このようにリフレクションは、自身の実践を振り返り、新しい知を見いだしたり学びを導いたりする思考であり、実践の最中にも、これまで

に学習した知識や経験から見いだした知識を引き出し、活用する実践的思考でもあります。

看護専門職にとってのリフレクション　図表1

　看護師に求められる実践能力の一つに、「生涯にわたり継続して専門的能力を向上させる能力」[2]があります。この実践能力の育成には、さまざまな体験においてどのように思考していたのかを可視化し、そこで活用した、もしくは活用できたかもしれない看護の専門的知識を明らかにしていくことが有効です。

　たとえば、その日遭遇した事例を提示し、そのとき起こっていた可能性がある病態生理について説明し、なぜその状況においてその援助を実践したのか、その援助は結果にどう影響したのかなどを振り返ることで、嫌でも専門的知識を振り返らざるを得ませんし、それと実践や結果との関係を明らかにすることができます。また、これまで明らかになっていない、実践に埋め込まれていた知を明らかにするきっかけになるかもし

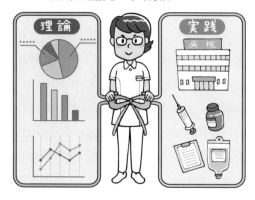

図表1 **看護専門職にとってのリフレクションとは
　　　　 実践と理論をつなぐ方法**

れません。

　「研修などで新たな知識や理論を学んだけれど、そのまま実践で活用できない」という悩みをよく聞きます。これは、看護の現場で出会う状況は個性的で、全く同じ状況はないため、それが何かを知る（knowing what）だけではうまく使うことができず、どのように活用すればよいのかを知る（knowing how）ことで、状況に適した実践に移せるためです。その理論と実践とをつなぐためにも、実践についてのリフレクションが大切なのです。

　その他にも、リフレクションを活用する意義には、次のようなものがあります[3]。

> - 個人的成長につながる
> - 専門家としての成長につながる
> - 習慣的な行為から脱却できる
> - 自分自身の行動の結果に気づく
> - 観察に基づく判断から理論を構築できる
> - 自分自身のエンパワーを助ける

リフレクションのさまざまな方法

　リフレクションを行なうには、リフレクティブ・ジャーナルなどへの記述や、グループでの対話など、さまざまな方法があります。

記述
　記述する方法では、自分自身が五感を通してとらえた出来事や、感じたあるがままの主観を言語化し、看護実践のなかで重要な意味を持つと

考えたものを表していきます。その経験の内容を自分自身や他の人にわかるように記述するためには、客観的な立場から自分自身がどのように実践したのか、なぜそのように活動したのか、またその活動を通して考えたことを明らかにすることも必要です。

　このように、記述する方法は、主体である私の内側と外側双方から、自分自身のありようを映し出す働きを持っていることから、自分自身の理解を深めるために有効です。

対話

　対話する方法では、立場や考えかたが異なる参加者間で、思考の交流を行なうものです。自分と異なる考えかたに触れることで、自分の考えを見つめ直し、ときには考えを変化させたり、深化させたりするのに有効です[4]。

リフレクティブ・サイクルを活用する

　リフレクションを行なう際には、リフレクティブ・サイクルの活用が有効です。なかでもギブスのリフレクティブ・サイクル（**図表2**）[5] がよく用いられています。

　リフレクティブ・サイクルは、気がかりな経験（患者さんはとても喜んでくれたが、自分ではどこがよかったのかはっきりしない等）に焦点を当てて、振り返っていきます。

　リフレクションが「単なる振り返り」になっているケースでは、その経験がよかったのか、よくなかったのかという評価のところで終わっており、問題の本質が明らかになっていません。そのため、「次から気をつける」というような、形だけの行動計画になってしまうことが多いのです。

図表2 ギブスのリフレクティブ・サイクル改訂版

Gibbs,G. Learning by Doing：A guide to teaching and learning methods．1988．より筆者作成

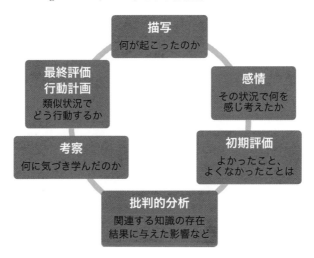

- **描写** 何が起こったのか
- **感情** その状況で何を感じ考えたか
- **最終評価 行動計画** 類似状況でどう行動するか
- **初期評価** よかったこと、よくなかったことは
- **考察** 何に気づき学んだのか
- **批判的分析** 関連する知識の存在 結果に与えた影響など

リフレクションで陥りやすい落とし穴

　ここからは、ある病棟師長の振り返り事例を例に、リフレクションにおいて陥りやすい落とし穴と、効果的に振り返るためのポイントについて考えてみます。

振り返り事例１

　Aさんは81歳、認知症がある男性で、骨折後退院に向けリハビリ中である。新人看護師Bが、初めて担当するAさんをリハビリ室へ連れて行こうとした際、突然Aさんが興奮状態となり、リハビリが中止となった。

その直後、主任Ｃがステーション内でＢを呼び、状況を聞きはじめた。Ｃは「リハビリに行くとき私に声を掛けてって言ったよね。どうして声を掛けずに一人で行ったの？」とかなり大きな声でＢに聞いており、Ｂは泣きだした。Ｃは「泣いても仕方ないよ」とさらにＢに声を荒らげて言っている。師長である私は、ステーションでその状況を見ていた。そして、時計を見て「もうすぐ緊急入院の患者さんが来るから。Ｂさん、日勤が終わってから振り返って。Ｃさん、指導をお願い」と声を掛けた。Ｃは、それを聞いてため息をつき、ステーションから出て行った。Ｂも涙を拭きながらステーションから出て行った。

　Ｂは、入職後半年で、自分がやるべき仕事はできているが、チームの先輩への報告・連絡・相談が足りないと、先輩からよく注意をされている。そして注意をされるとすぐに泣くため、先輩は指導に困っている様子だ。チームの一員として動くということがわかっていないと分析している。

　Ｃも下にきつすぎる。もっと言いかたを考えてくれたら、Ｂも泣かずに考えることができるかもしれないのにとも思う。今日の振り返りについて報告があるはずだから、そのときに、ＣにもＢに接する際の口調を優しくしてはどうかと伝えてみようと考えた。

　この振り返りを読んで、どのように感じたでしょうか。師長である私は、主任と新人看護師のやりとりを見て、それぞれの行動について、評価し、課題について分析しています。そして、どのように指導をしようかと次の行動計画を立てています。一見、先のギブスのリフレクティブ・サイクルに沿ったリフレクションになっているようにみえます。

　リフレクションは、自分のありようを一段高いところから俯瞰し、自

分の行動を調整する機能を持つと前述しました。この師長は、自分自身の行動を俯瞰し、自身の行動についてリフレクションをしていたでしょうか。

　たとえば、師長である私は、そばでやりとりを見ているだけで何も言わなかったのはなぜでしょうか。また、時計を見て、仕事に戻るように声を掛けています。そこで声を掛けたのは、なぜでしょうか。さらに、今ではなく、仕事が終わってから振り返りをするように伝えたのには、どのような意図があったのでしょうか。

　師長として、次の実践をより良いものにするために、自身のありかたを吟味し、自身の行動から学び、行動計画を明らかにするリフレクションにつなげる必要があります。そのためには、リフレクティブ・サイクルに沿って振り返る際に必須となるスキルを意識することが重要です。

リフレクションのスキル

　アトキンスとマーフィーは、リフレクションに関する文献検討から、学習のためのリフレクションの過程に最も必要とされるスキルについて明らかにしています[1]。そのスキルとは、▷自己への気づき ▷描写 ▷評価 ▷批判的分析 ▷総合 ── の五つです （**図表3**）。

自己への気づき

　自己への気づきとは、信念や価値観、性質、強み、限界を含む自己の特性に気づくことを意味します。看護師、もしくは看護管理者としての実践の価値や信念が何かを明らかにし、その価値や信念が自分の実践や他者にどのような影響を与えているのかを知ることは、よりよい実践のためにも重要です。

　このスキルを意識することで、自分自身に対峙し、これまで無意識・無自覚であった自己の特性に気づき、実践や周囲に与えていた影響にも

図表3 リフレクションの五つのスキル

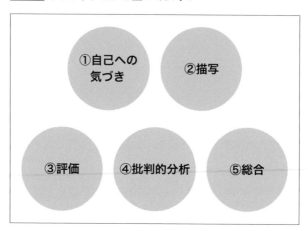

目を向けることができるようになるでしょう。

描写

　描写とは、最も心に残っている経験や気になる出来事を具体的に再現し、状況の正確な全体像を表現するスキルです。

　リフレクションは、主体である私がその状況において何ができたのか、何をなすべきだったかを明らかにするものです。この事例で描写の主体となるのは、私である師長です。師長自身に焦点が当たった振り返りになっていたでしょうか。

　このスキルを意識することで、たとえば二人に声を掛けた意図がどのようなことであったのか、日勤が終わってから振り返ることを提案したのはどのような考えがあったからなのか、などを描写することにつながるでしょう。

評価

　評価とは、その状況（目的）における自分の判断・行動の、何がよくて何がよくなかったのかを考えることです。基準の妥当性も検討する必

要があります。

　このスキルを意識することで、私である師長の言動と結果の関係から、よかった・よくなかったと考えているところを明らかにすることができるでしょう。

批判的分析

　批判的分析とは、全体を要素に分けて多面的に検討するスキルです。活用した情報、知識は何か、正しく理解していたか、実践に影響を与えた感情は何か、なぜそのような感情を抱いたか、などを検討します。

　このスキルを意識することで、たとえば、あなたがよかった・よくなかったと評価したことに影響を与えた知識や感情が何か、他に活用できた知識や考えを明らかにすることができるでしょう。

総合

　総合とは、分析で明らかになったことをまとめ、新しい考えを発見することです。問題の本質が何かをとらえ、類似状況での最適な方法を見いだします。

　これらのスキルを意識することで、今回の結果を導いた本質的な問題や、この経験がどのような変化や学びをもたらしたのかなどを明らかにすることができるでしょう。

その後の振り返り

　これらのスキルを意識して、その後の振り返りを行ないました。どのように変化したのかみてみましょう。

> 　その日の日勤終了後、主任Cと看護師Bは、カンファレンスルームで振り返りをしていた。そして30分くらいして、CとBが私の

ところに記録を持参して報告にきた。

　Bは「Cさんが緊急入院を受けることになったので忙しいと思いました。声を掛けるように言われていたのは覚えていましたが、これまでのAさんを見ていると私一人でも移動できると考えたので、一人で行きました」「認知症とAさんへの理解が十分ではなかったので、関係性ができていない私が突然体に触れることがAさんに恐怖を抱かせると理解していませんでした。却って手間をとらせてしまったことが悔しくて、涙が出てしまいました。認めてもらおうと思ったのに、叱られて涙が出ました」と報告した。

　また、Cは「BさんがAさんの担当をするのは初めてだから、一緒に行かないとBさんが危険な目にあう可能性があると思って声を掛けました。それなのに一人で行って、予想どおり危険な目にあってしまった。わかっていたのに起こってしまったので腹が立ち、大きな声を出してしまいました。緊急入院を師長さんから依頼されたとき、『今日はAさんのケアをBさんと一緒にすることになっている』と言えばよかったと思います。何とかなると思ったのが甘かったと思います」と報告した。

　私は、Bはチームで行動するということをわかっていないと思っていた。そしてCのBへの口調がきついと感じていた。しかし、この報告を聞いて、私の見かたは大きく変わった。どちらもチームや相手のことを考えていた。むしろ今日は若手が多いから、Cに任せようと安易に依頼した私のほうが、全体のことを理解していなかった。Cの計画も聞かずに、緊急への対応を依頼したことが原因だと思った。強引に依頼したつもりはなかったが、師長からの依頼は断れないことを認識していなかった。

　私は、緊急入院はできるだけ受け入れるという看護部の方針と、安全に進めるために、看護師の能力と文句を言わずに引き受けてくれる特性からCに依頼した。しかし、そのときの病棟のマンパワーや能力から、安全を守るためには無理をしないという判断も重要であることを再確認した。

　私は、CとBに「ごめんなさいね。私がCさんに計画も聞かず一方的にお願いしたから、時間がうまくいかなくなったのね」と言った。素直な気持ちだった。CもBも驚いた顔をして、「それは仕方がないです」と言い、Cは「これからはなぜ声を掛けてほしいのか、理由も併せてBさんに伝えるようにしようと思います。それに、無理なときは無理って言うようにします」と言った。Bも「疾患や患者さんについて、朝担当の方と十分に打ち合わせをしたり、もっと先輩に声を掛けるようにしたいと思います。逆に手間をとらせるとわかりました」と言った。

　私は「朝、『日勤の後で振り返って』と言ったけれど、それはよかったのかな。私は入院のことを中心に考えていたけれど、時間が空いてしまったのでどうだったかと思って」と聞いた。Cは「却って冷静に考えられたので、よかったよね」とBに確認していた。

　それを聞いて私は「Aさんには申し訳なかったけれど、それぞれ気づくことができてよかったわ」と言った。朝の出来事が嘘のように、主任CもBもよい表情をしていた。

　私は、看護部の方針に沿うことを意識しており、病棟は一時的に忙しくても何とかするしかないと考えていた。しかし、それで事故が起こったら取り返しがつかない。今後は、その状況をアセスメントして決定するようにしたい。そして、スタッフ個々の計画と緊急

とをうまくマネジメントするためには、師長という立場にいる自分の言動がスタッフに与える影響が大きいことを自覚し、個々の計画に無理がないかを確認すること、指示や依頼をする際には、そこにどんな意図があるのかを伝えることが必要であることに気づいた。そして、新人も主任も互いのことを考えてかかわってくれており、決して関係性が悪いわけではなかった。そのような関係性が構築できていることをうれしく思っている自分の気持ちにも気づくことができた。

この事例の師長は、五つのスキルを意識することで、リフレクションを通して自分自身の考えや、周囲に与えていた影響、これからどう行動するのかを見いだすことができました。また、師長自らが自身の行動を振り返り、改善しようとする姿勢をみせたことで、二人の看護師も自分の行動の意味に気づき、行動計画を明らかにできました。

このようにリフレクションは、師長である私の気づきや学びを促します。そして、部下の振り返りを支援することで、気づきや学びを促し、その後の実践をよりよいものにすることができます。

リフレクションを促す支援

環境を整える

看護現場では、カンファレンスなど対話によるリフレクションが行なわれることが多いと思います。その際に実践したいリフレクションを促す支援について、みていきましょう。

事例を複数でリフレクションする場合には、参加者どうしの関係性が、自己の感情に正直に向き合えるか否かに影響を与えるため、事前にいく

つかのルールを決めて、個人的な関係と混同しないようにしておく必要
があります。

　安心して振り返ることができる環境を作り、活発な意見交換ができる
ように、筆者は以下のルールを共有して、リフレクションを行なってい
ます。

- 目指しているのは「経験や互いから学ぶ」ことです。結果の善し
  悪しにとどまらず、問題の本質は何か、よい実践とは何か、その
  ために必要なことを話し合いましょう。
- 異なる考えに触れることが、自分の思い込みや別の視点に気づか
  せてくれます。意見の対立を恐れずさまざまな視点から考え、発
  言してみましょう。
- ここで検討した事例については、他で話さないことをルールとし
  ます。安心してどんな思いも表現してみましょう。

気づきを促すフィードバック

傾聴する

　まずは、事例の状況をしっかり理解することが大切です。事例提供者
の状況説明を、イメージしながら聴きます。どうしても自分の経験を重
ねて聴いてしまうかもしれませんが、できるだけ先入観を持たずに話を
聴くように意識します。なぜそうしたのだろう、何が気になったのだろ
うと、心を傾けて聴き、状況の理解を深めます。語っている人も、語り
ながらその状況の理解を深めていきます。

　「そこに、他に誰かいましたか？」のように、事実を訊く場合もとき
には必要でしょう。しかし、それが続くと尋問を受けているように感じ
ることも意識しておく必要があります。

また、うなずきや相づちなど、反応を返すことで、安心して語ることができます。

発問をする

　事例の語りのなかには、その状況のとらえかたや大切にしている価値など、目に見えないその人のフレームが存在します。その人が自分自身のフレームに気づくためには、その人が経験したことを別の視点からとらえられるような発問が有効です。

　たとえば、看護師が困った場面について振り返る際、当事者は看護師の立場から困った状況を語っています。そこで「そのとき、その患者さんはどんな気持ちだったのだろう？」という問いを投げ掛けることによって、看護師は、その状況を患者の立場という別の視点から、客観的にとらえなおすことができます。このように、こちらが想定する内容に誘導することなく、その人自身の持つフレームに気づかせるためには、支援する側にその状況を多面的にとらえる思考が求められます。

相手の存在を認め、強みにも目を向ける

　自分の経験を振り返る際、どうしてもだめな部分に目が向きます。結果が思わしくない経験では特に、そのような傾向がみられます。しかし、方法の選択に課題はあったけれど援助そのものは目的に合っていたなど、その過程においては今後に生かせる実践が存在します。まずは、結果だけにとらわれずそのときの実践を認めることが大切です。

　ときに、ファシリテーターとなる指導者が、経験を聞いて否定的な発言をしたり、別の方法を提案することがあります。しかし、その状況における自分の行動の意味や、なぜこの方法がだめで別の方法がよいのかを理解しないかぎり、本質的な変化は期待できないと思います。支援をする側は、いきなり方法論を提案するのではなく、まず事例提供者がそのときの自分と向き合い、何が問題だったのかに気づけるようにかか

わっていくことが大切です。

　そして、課題とともに強みにも目を向けることが大切です。強みに気づき、意識的に実践に生かせることで自信につながります。その自信が自分の課題に向き合う力になります。

　このように、看護におけるリフレクションは、自分の実践に疑問を感じたり、よりよい実践にするにはどうしたらよいのかという思いを持つことから始まり、実践を改善するための知を見いだし、次の実践につなげる思考であるといえます。

　そして重要なことは、自分の実践に向き合うことを通して、自分が看護職であることの意味を考える場となるということです。よりよい実践を探求するには、それが自分にとって重要な意味があるという確信を持つことが不可欠だと考えます。だからこそときには、自分が目指している看護ができているのか、大切にしている価値が看護実践のなかで表現できているのかを確認する機会として、活用したいと考えています。

リフレクションで大切な四つのポイント

　最後に、リフレクションで大切なポイントを四つ紹介します。

自分のありかた・考えかたを吟味する

　先の事例でも紹介したように、他者を分析したり、課題を見いだすのではなく、自分自身のありようを振り返ることで、自分に気づき、行動を変化させ、それが周りの人を変えることにつながります。

　これは、リフレクションがうまくいくかどうかを左右する、大切なポイントです。「私は〜」とつけることで、より意識することができます。

知識と関連づける

　看護実践の状況はさまざまな問題が絡みあっており、それが何を意味しているのか明確に説明ができないことが多いものです。

　先の事例で突然興奮したＡさんについても、看護師Ｂは何が原因であったのか理解ができずにいました。しかし、主任Ｃとの振り返りを通して、看護師Ｂは次のように語っています。

> 　「認知症のＡさんに、関係性ができていない私が突然そばにきて体を触ったので、Ａさんは恐怖を感じ、興奮したのだと理解できました。認知症について大学でも学びましたし、他の患者さんに接した経験もありましたが、興奮する場面に遭遇したことがない私には、実際にどのような反応につながるのか理解できていなかったのだと思います。知識を活用することで、あのとき起こったことが何を意味していたのか、その原因が何であったのかを明確に説明することができました。これからはただ理解するのではなく、自分の行動に生かしたいと思います」

　このように、知識を獲得することは、知識を活用することとは異なります。また、同じ疾患であったとしても、以前うまくいったことが、今直面している状況でうまくいくとは限りません。今この患者さんと私において、何が起こりうるのか、また起こっているのかを、実践のなかで理解して対応するためにも、実践の後に行なうリフレクションは重要です。

状況や文脈のなかで吟味する

　看護は状況依存的です。同じやりかたがいつもよい結果につながるとは限りません。その状況の特徴と関連づけながら意味づけることが大切

です。そうすることで、リフレクションを通して気づいたこと・意味づけたことが、類似状況で思い出され、活用しやすくなります。

継続する

リフレクションは思考ですので、継続して思考として定着させることが重要です。自分のなかで、もしくは職場の仲間どうしで、定期的に、もしくは気がかりな事例があるときだけでも、実践してみてはいかがでしょうか。

文献

1) ドナルド・ショーン. 佐藤学ほか訳. 専門家の知恵：反省的実践家は行為しながら考える. 東京, ゆみる出版, 2001.
2) 大学における看護系人材養成の在り方に関する検討会. 大学における看護系人材養成の在り方に関する検討会最終報告. 文部科学省, 2011, 28.
http://www.mext.go.jp/b_menu/shingi/chousa/koutou/40/toushin/__icsFiles/afieldfile/2011/03/11/1302921_1_1.pdf（2024年1月閲覧）
3) Jasper, M. Beginning Reflection Practice. 2nd ed. Andover, Cengage Learning, 2013.
4) 田村由美, 池西悦子. 看護のためのリフレクションスキルトレーニング. 東京, 看護の科学社, 2017.
5) Gibbs, G. Learning by Doing：A guide to teaching and learning methods. London, Further Education Unit, 1988.
6) クリス・バルマンほか編. 田村由美, 池西悦子ほか監訳. 看護における反省的実践. 原著第5版. 東京, 看護の科学社, 2014.
7) Atkins, S. et al. Reflection：a review of the literature. J. Adv. Nurs. 18 (8), 1993, 1188-92.
8) 池西悦子ほか. 臨床看護師のリフレクションの要素と構造：センスメイキング理論に基づいた'マイクロモメント・タイムラインインタビュー法'の活用. 神戸大学医学部保健学科紀要. 23, 2007, 105-26.
9) Schon, DA. The Reflective Practitioner：How Professionals Think in Action. London, Temple Smith, 1983.

索引

本書は、下記の記事を再構成・再編集し、単行本化したものです。

- 石本田鶴子「総論　良好な人間関係を築くためのコンフリクトマネジメント」ナーシングビジネス 2022 年 10 号
- 松浦正子「解説　看護管理におけるコンフリクトマネジメント」ナーシングビジネス 2022 年 10 号
- 彦田美香子、彦田友治「win-win を目指す『賢い交渉術』の基本」ナーシングビジネス 2021 年 8 号
- 彦田美香子、彦田友治「事例で学ぶ　実践！　管理者が身につけたい交渉術」ナーシングビジネス 2021 年 8 号
- 下山節子「看護管理者が知っておきたい『ナラティブ』活用の意味とポイント」ナーシングビジネス 2020 年 8 号
- 中嶋須磨子「スタッフの悩みを聞く心得　うまくいく面接・面談方法」ナーシングビジネス 2020 年 10 号
- 川﨑つま子「意欲を引き出し成長を促す目標管理面接での話し方」ナーシングビジネス 2020 年 10 号
- 永井則子「概論　ここで差がつく！　押さえておきたい面談・会議前のダンドリ」ナーシングビジネス 2021 年 3 号
- 高島真美「実践編　より効果的な目標管理を目指してダンドリよく面談・会議を進めるコツ」ナーシングビジネス 2021 年 4 号
- 田村綾子「マスク越しでも対話が深まる面談・面接対応㊙テクニック」ナーシングビジネス 2022 年 2 号
- 今泉一哉「『伝えたい』ことを『受け取ってもらう』相手を中心としたコミュニケーション手法」ナーシングビジネス 2019 年 12 号
- 駒崎俊剛「新しいアイデアを生み出す論理的思考について考える」ナーシングビジネス 2019 年 12 号
- 池西悦子「リフレクションの基本を再確認しよう」ナーシングビジネス 2018 年 4 号
- 池西悦子「リフレクションで陥りやすい落とし穴と、大切なポイント」ナーシングビジネス 2018 年 4 号

看護管理者が知っておきたい理論とワザ①
調整する　対話する・伝える　思考技術

2024年4月5日発行　第1版第1刷©

編　集　ナーシングビジネス編集室

発行者　長谷川 翔

発行所　株式会社メディカ出版
　　　　〒532-8588
　　　　大阪市淀川区宮原3−4−30
　　　　ニッセイ新大阪ビル16F
　　　　https://www.medica.co.jp/

編集担当　野坂直子／永坂朋子
装　　幀　市川竜
本文イラスト　岡澤香寿美
印刷・製本　日経印刷株式会社

ISBN978-4-8404-8478-7　　Printed and bound in Japan

当社出版物に関する各種お問い合わせ先（受付時間：平日9：00〜17：00）
●編集内容については、編集局 06-6398-5048
●ご注文・不良品（乱丁・落丁）については、お客様センター 0120-276-115